PLANCHES

DU

DICTIONNAIRE

DE CHIRURGIE.

RECUEIL

DES PLANCHES

DU

DICTIONNAIRE

DE

CHIRURGIE.

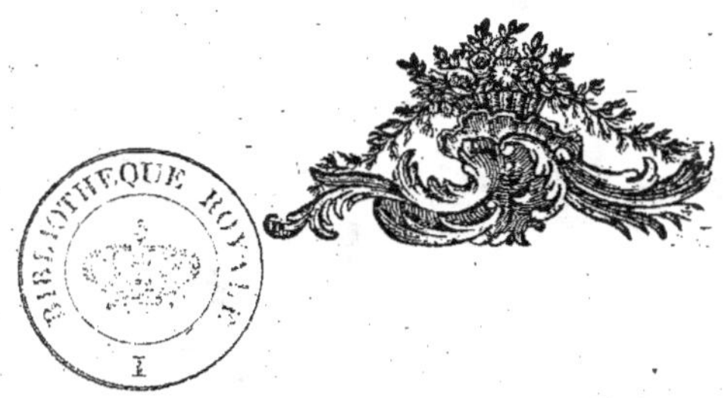

A PARIS,

Chez H. AGASSE, Imprimeur-libraire, rue des Poitevins, n°. 18.

B^{ll} n°. 7.

AN VII DE LA RÉPUBLIQUE.

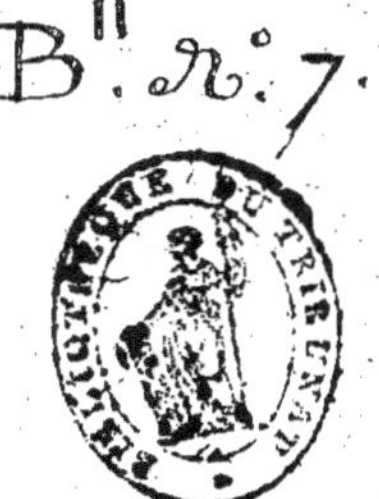

Fig. 1.
Fig. 2.
Fig. 3.
Fig. 4.
f
f
f
e
g
f
f
f
Fig. 5.
d
Fig. 7.
Fig. 9.
Fig. 8.
M
a
a
a
M.
q
q
Fig. 11.
o
p
n
Fig. 10.
n
Fig. 12.
c
b
Fig. 13.
a
Fig. 6.
d
b
a
k

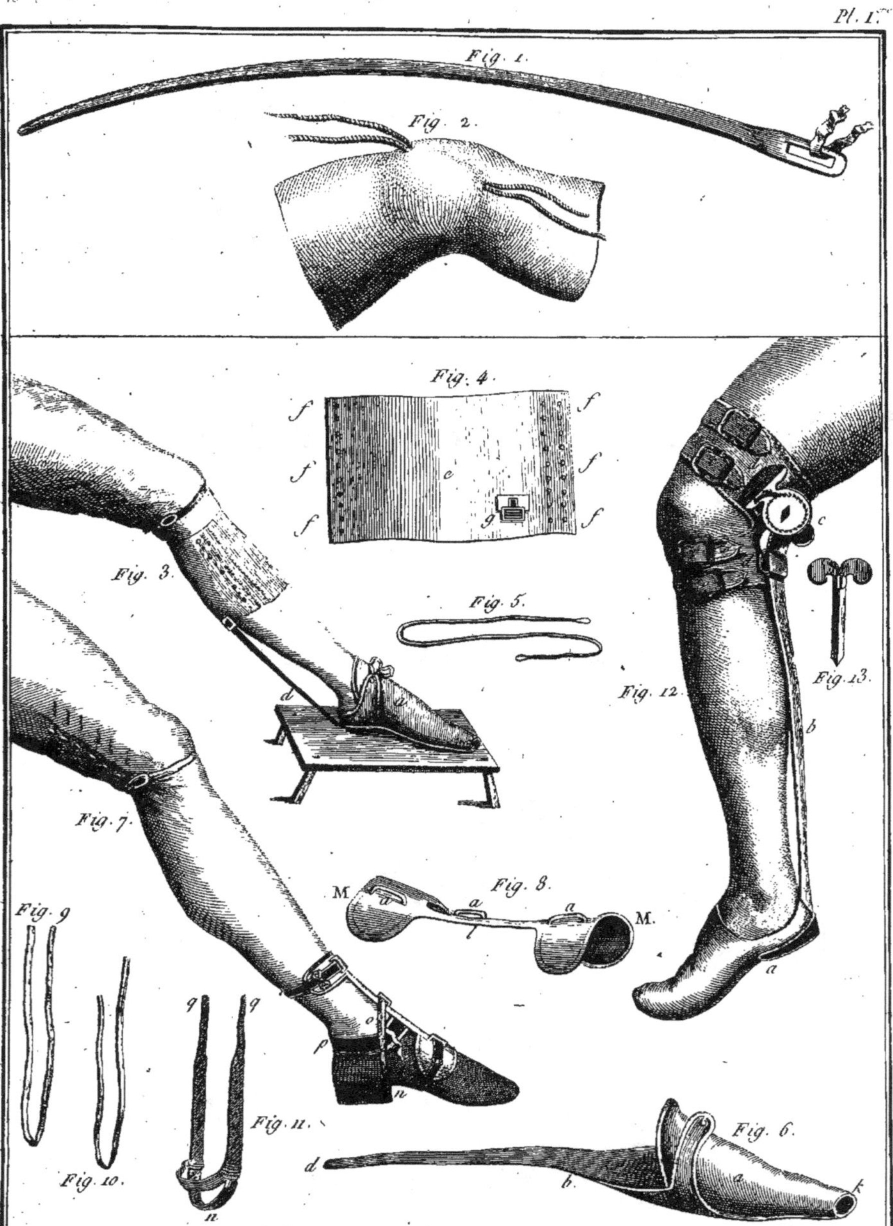

CHIRURGIE.

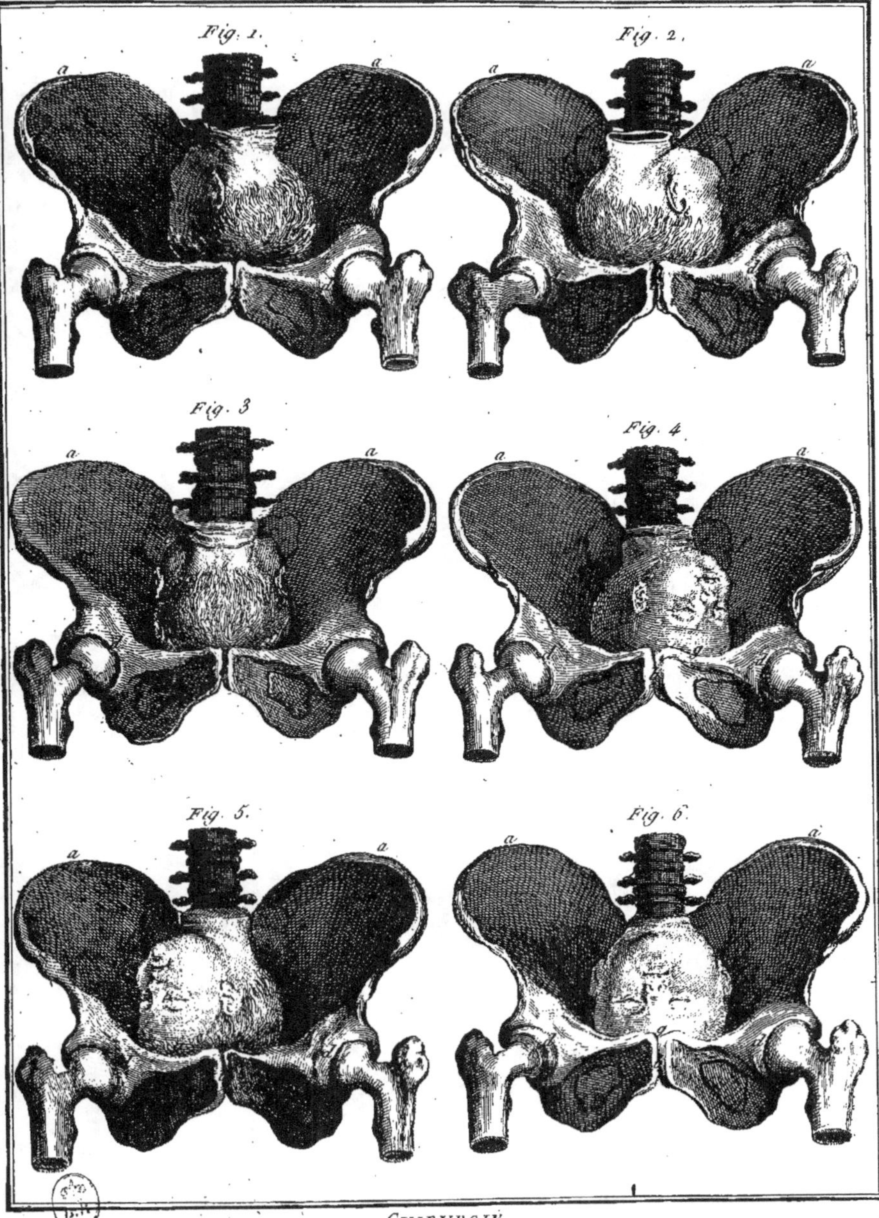

CHIRURGIE.

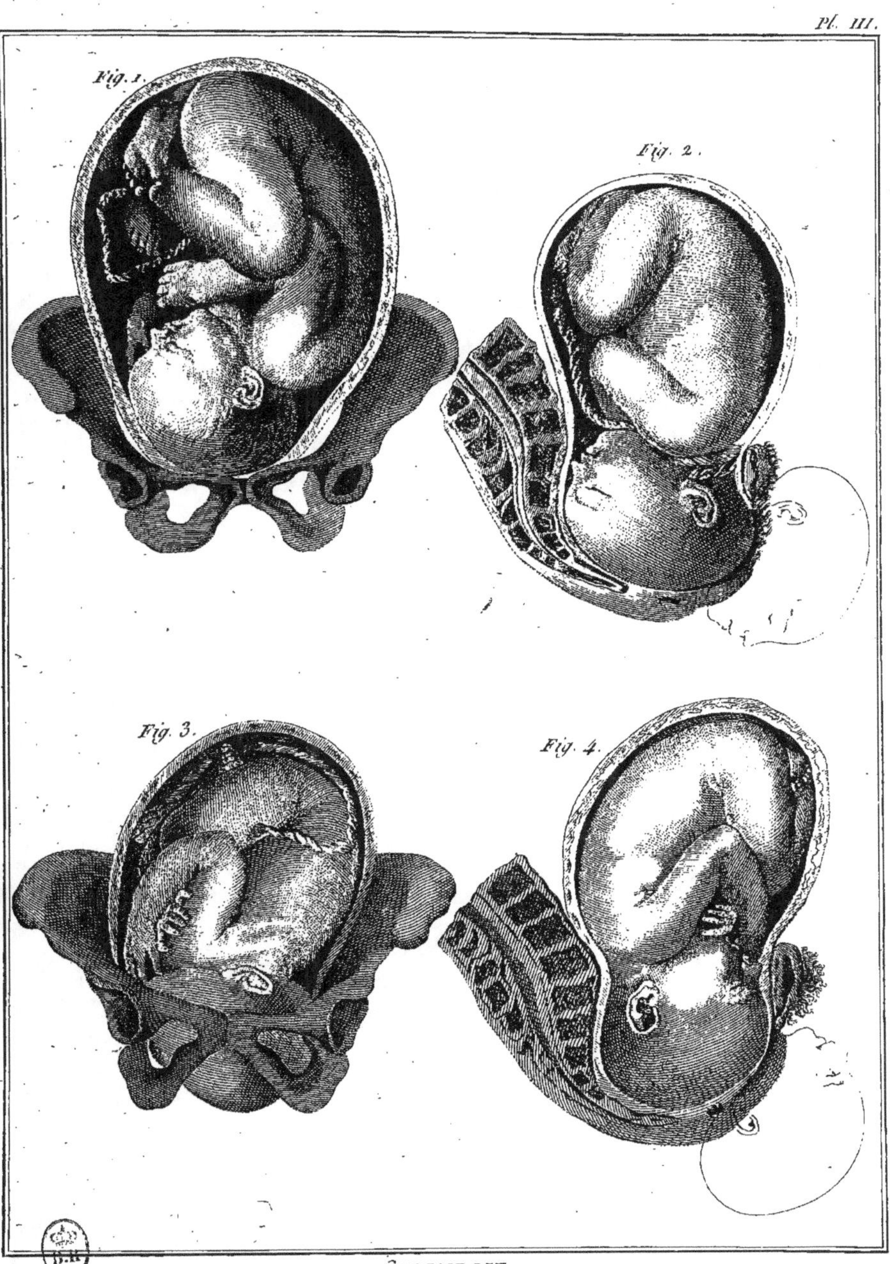

CHIRURGIE.

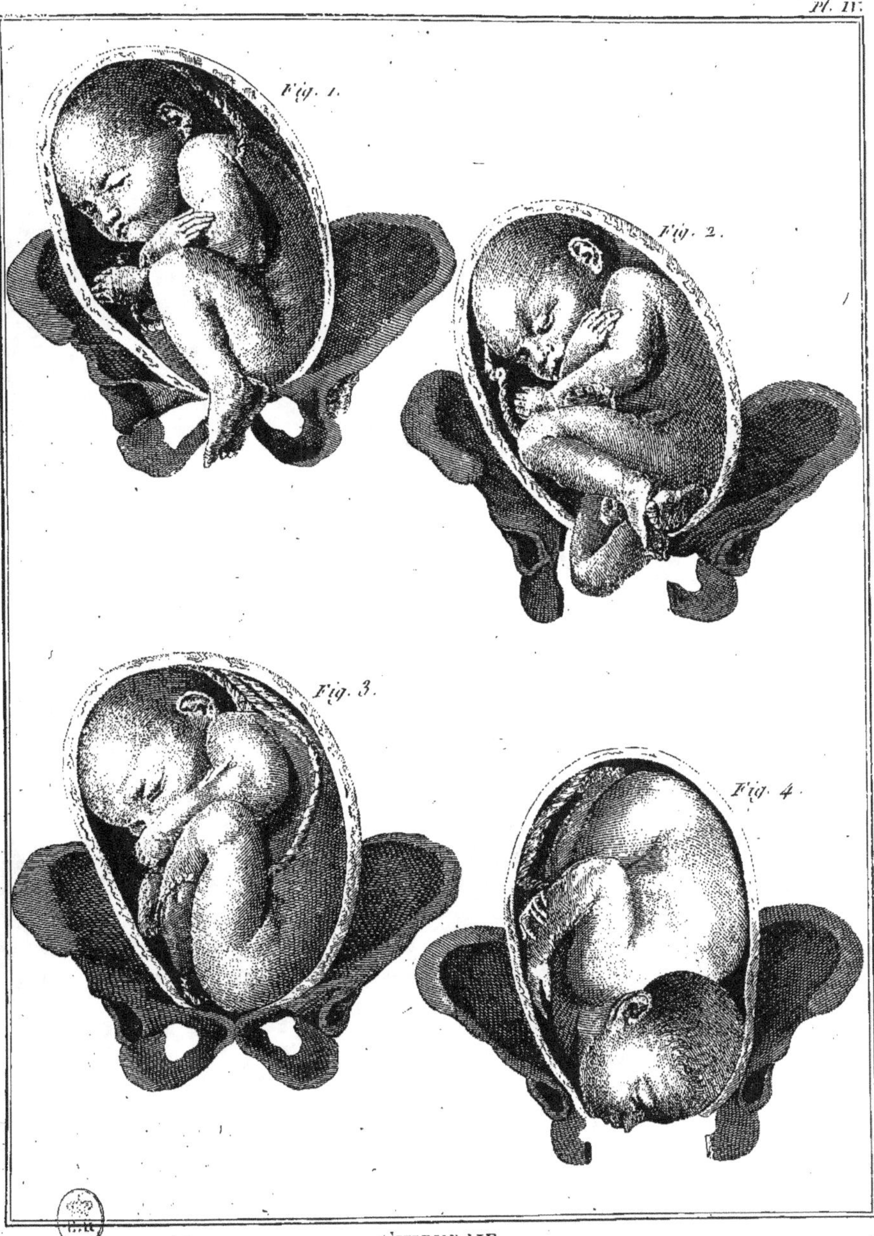

CHIRURGIE

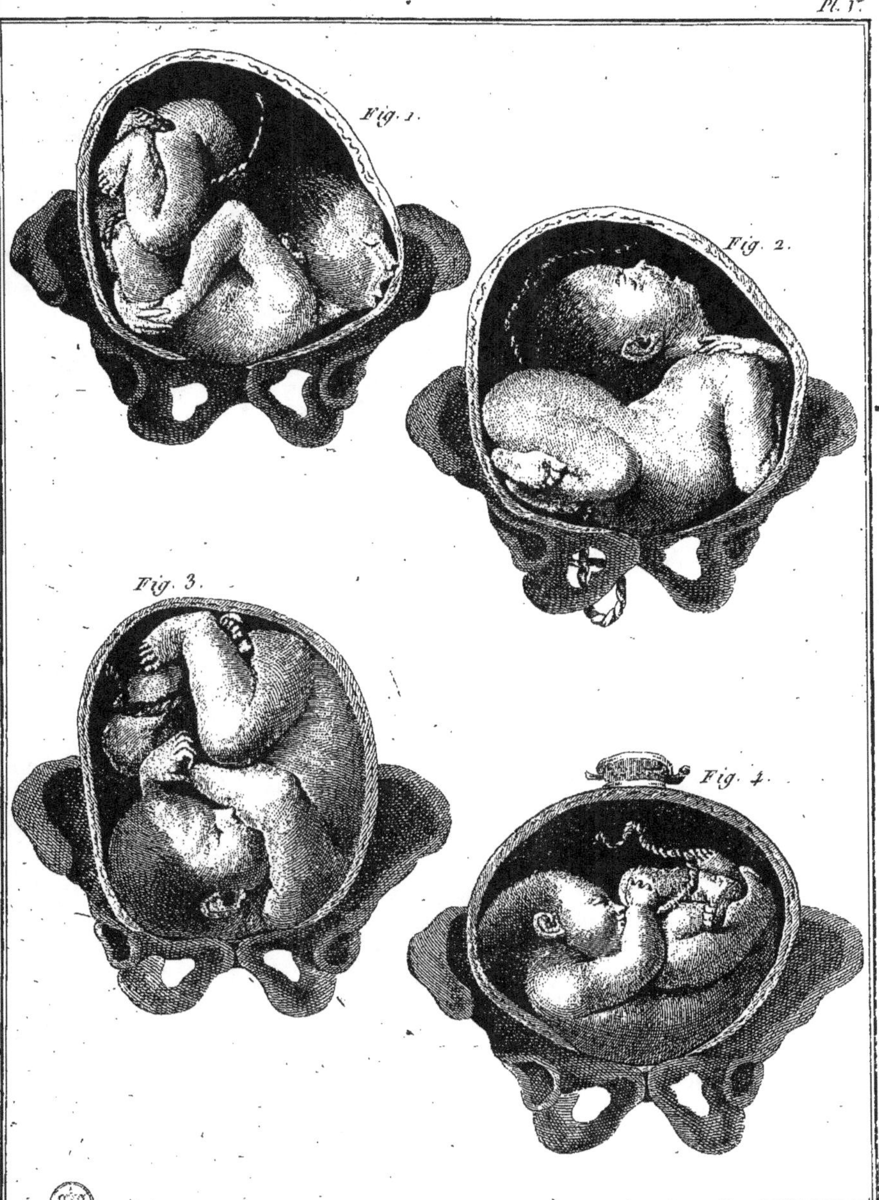

CHIRURGIE.

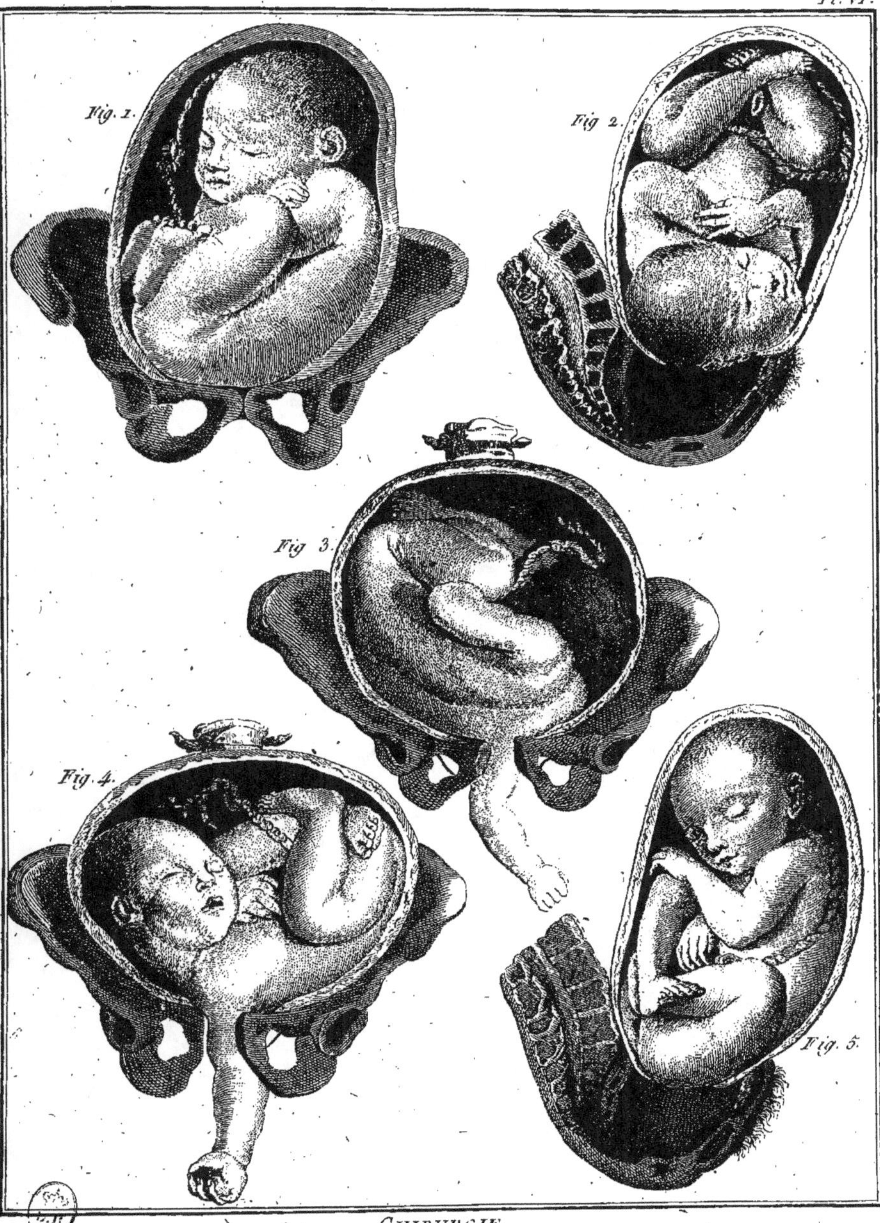

CHIRURGIE

Fig. 5.
Fig. 4.
Fig. 3.
Fig. 1.
c
b
a
Fig. 2.
a
a
Fig. 10
Fig. 11
a
Fig. 7.
Fig. 12.
Fig. 6.
a
Fig. 9.
Fig. 8.
b
c

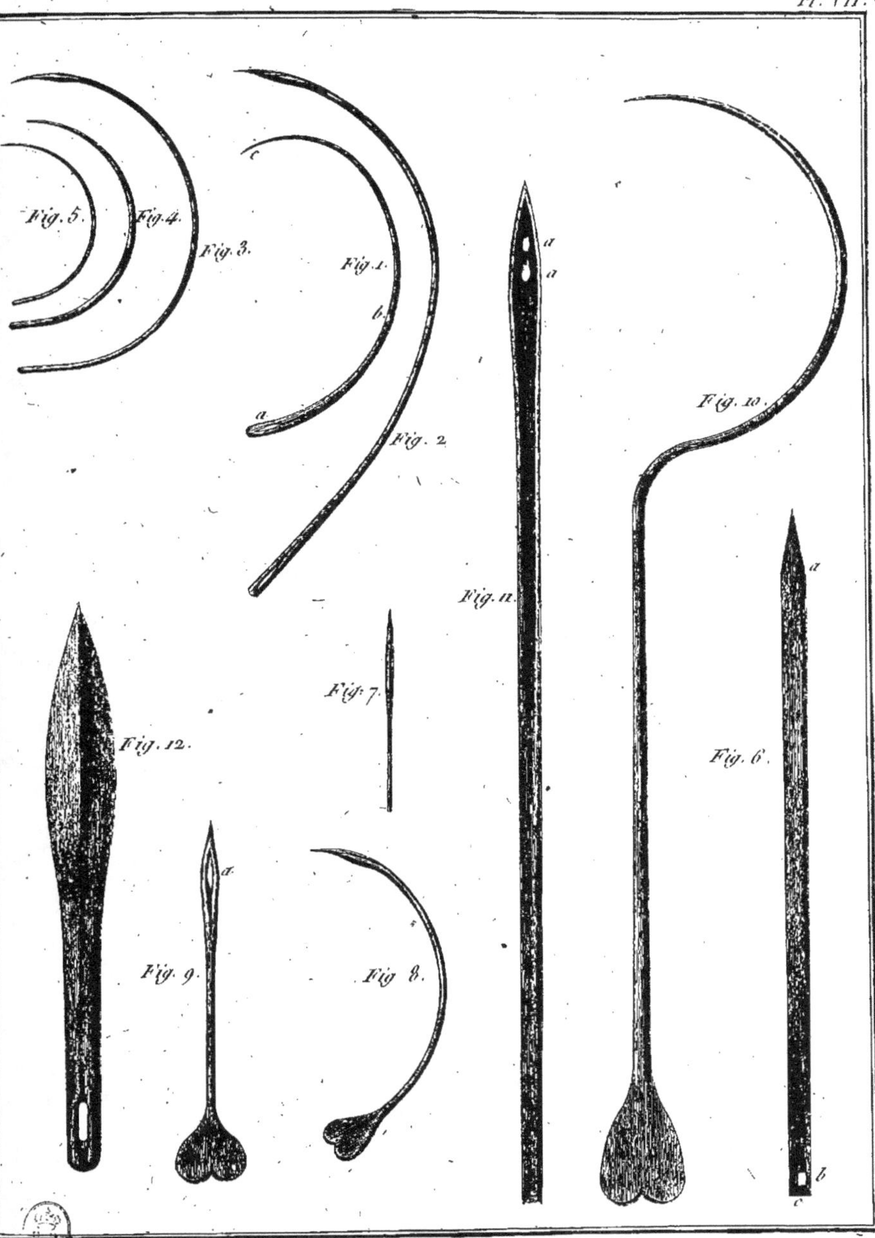

CHIRURGIE.

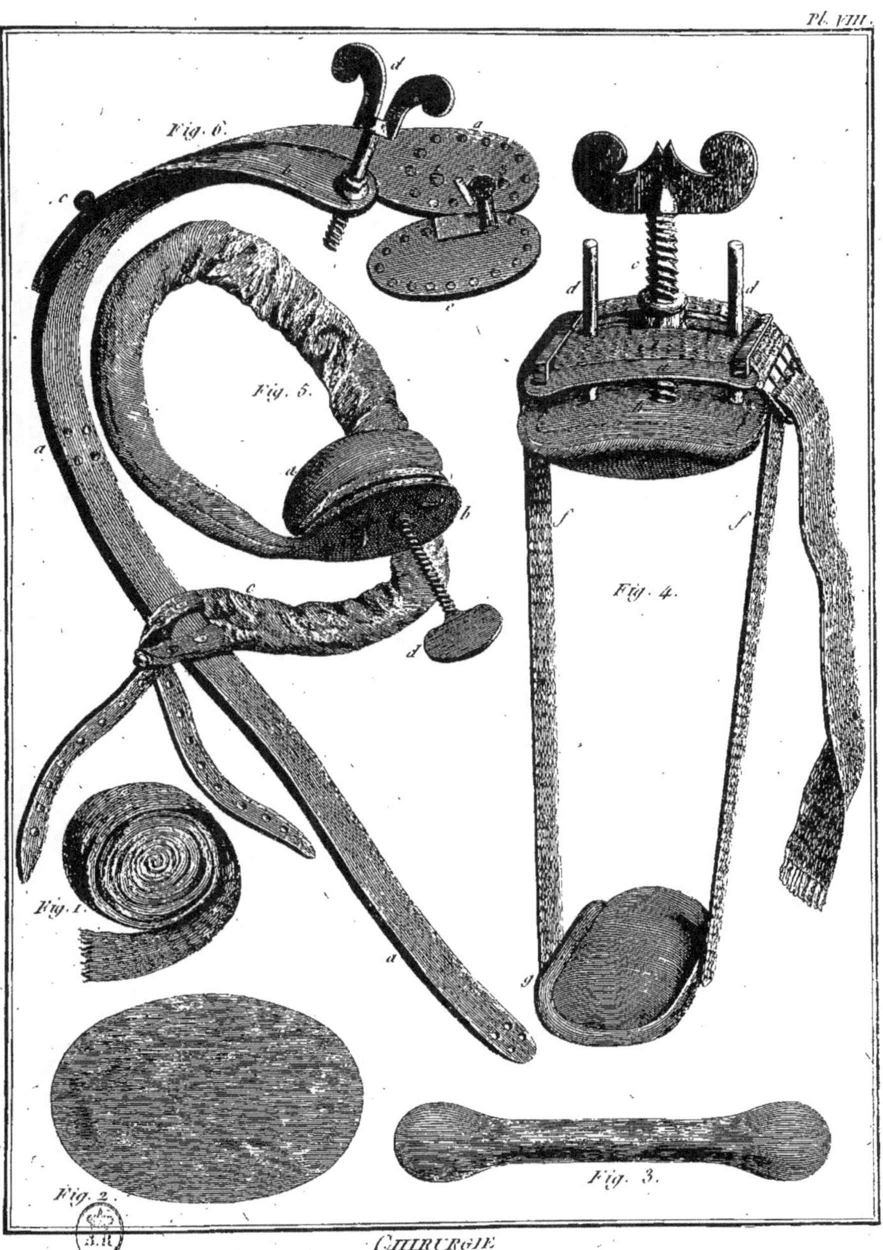

Pl. VIII.
Fig. 6.
Fig. 5.
Fig. 1.
Fig. 2.
Fig. 3.
Fig. 4.
CHIRURGIE

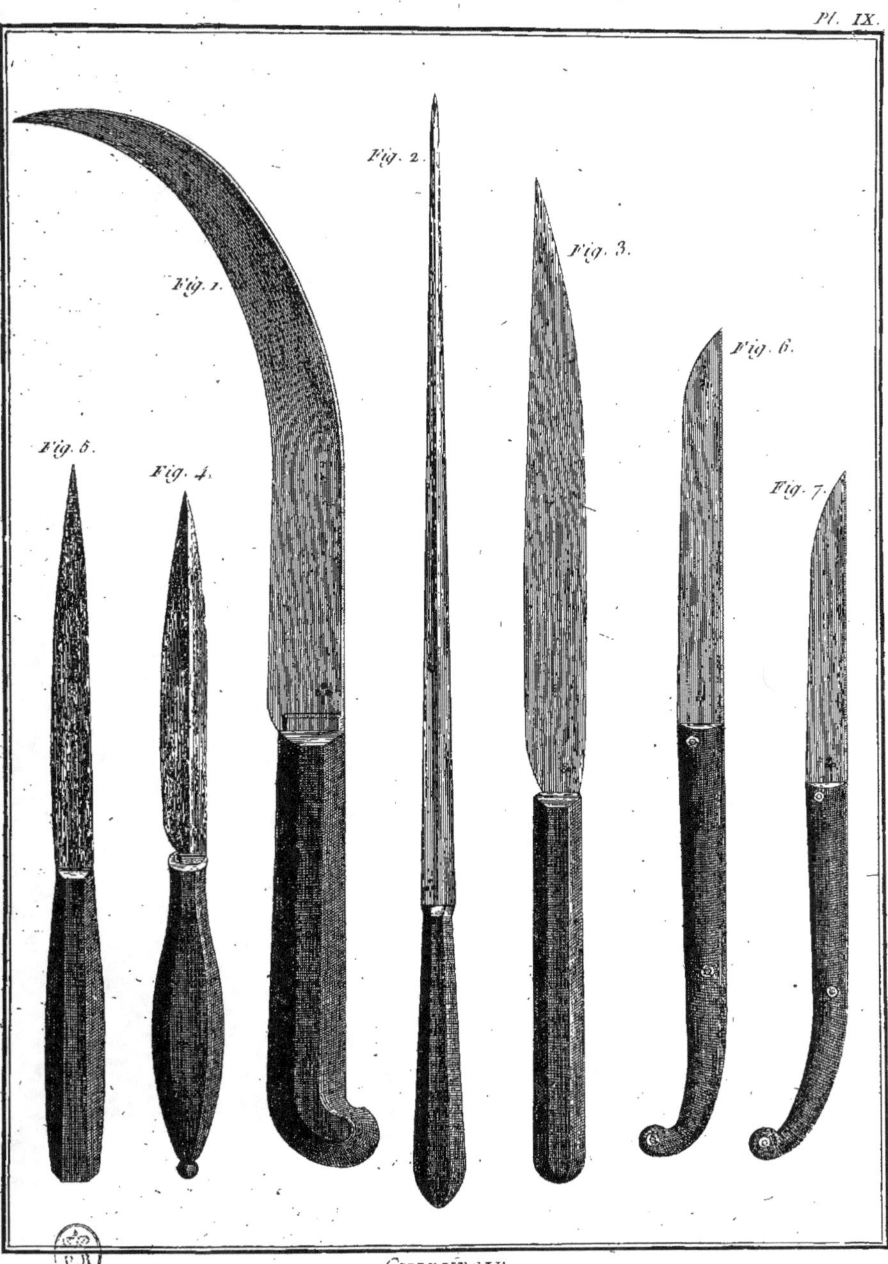

CHIRURGIE

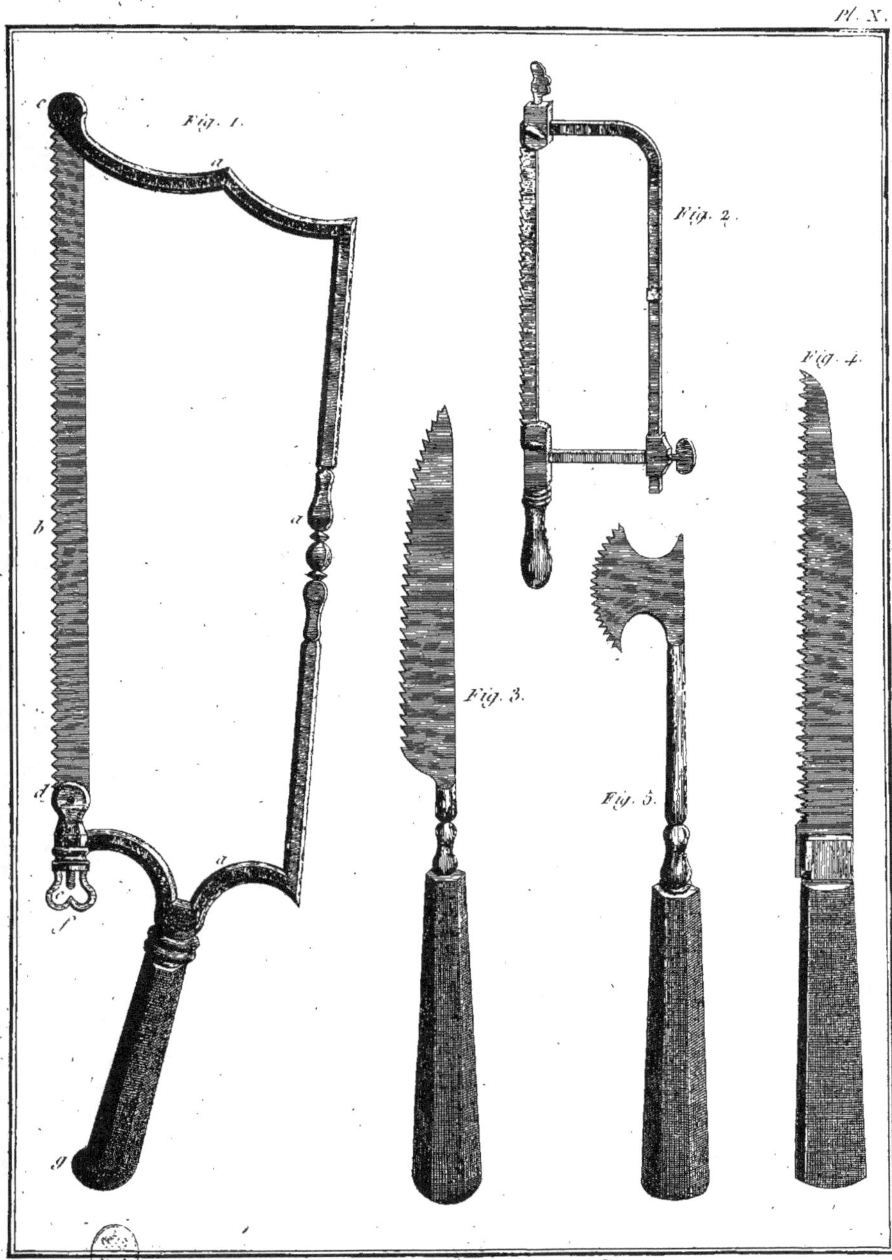

CHIRURGIE

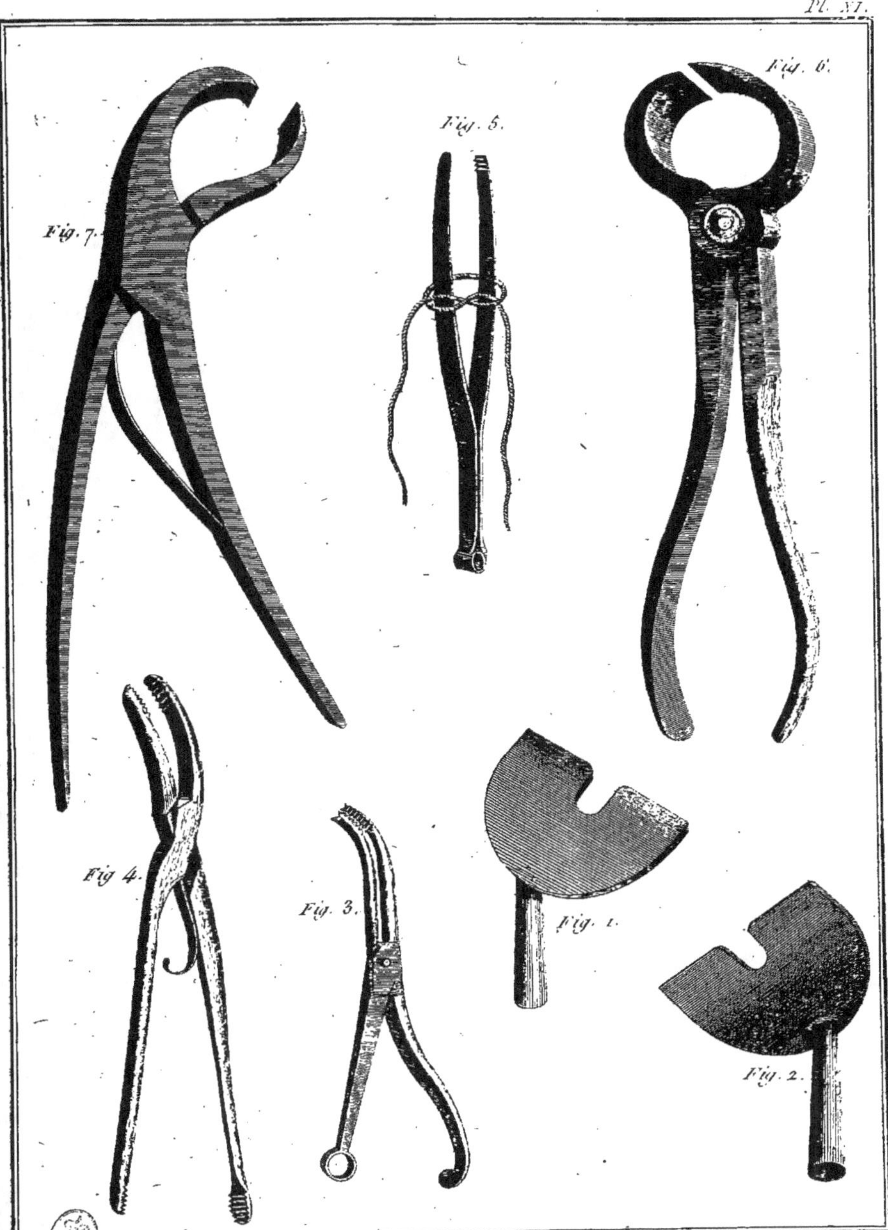

CHIRURGIE

Fig. 4.
a
b
d
c
Fig. 3.
Fig. 3.
Fig. 2.
Fig. 1.
Echelle de 4. pouces pour le Couteau.
1
2
3
4

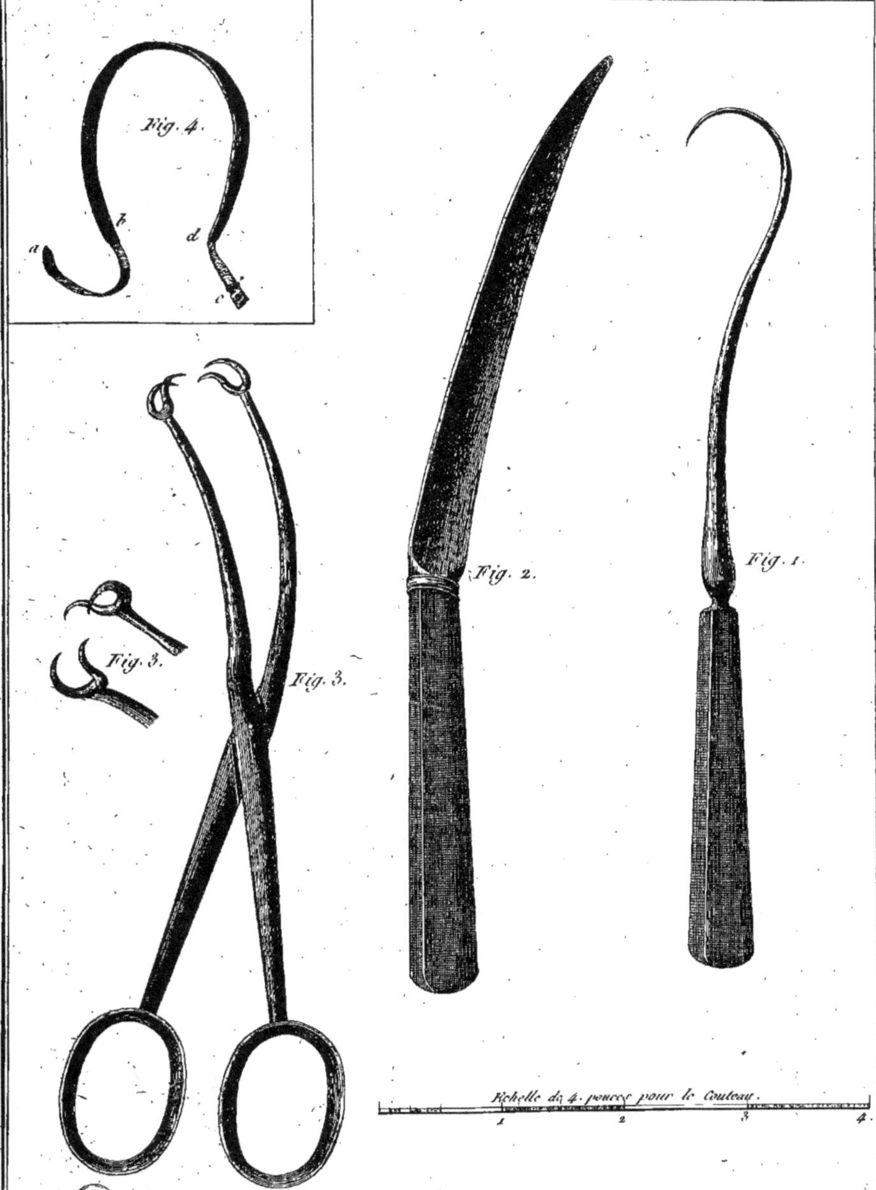

CHIRURGIE.

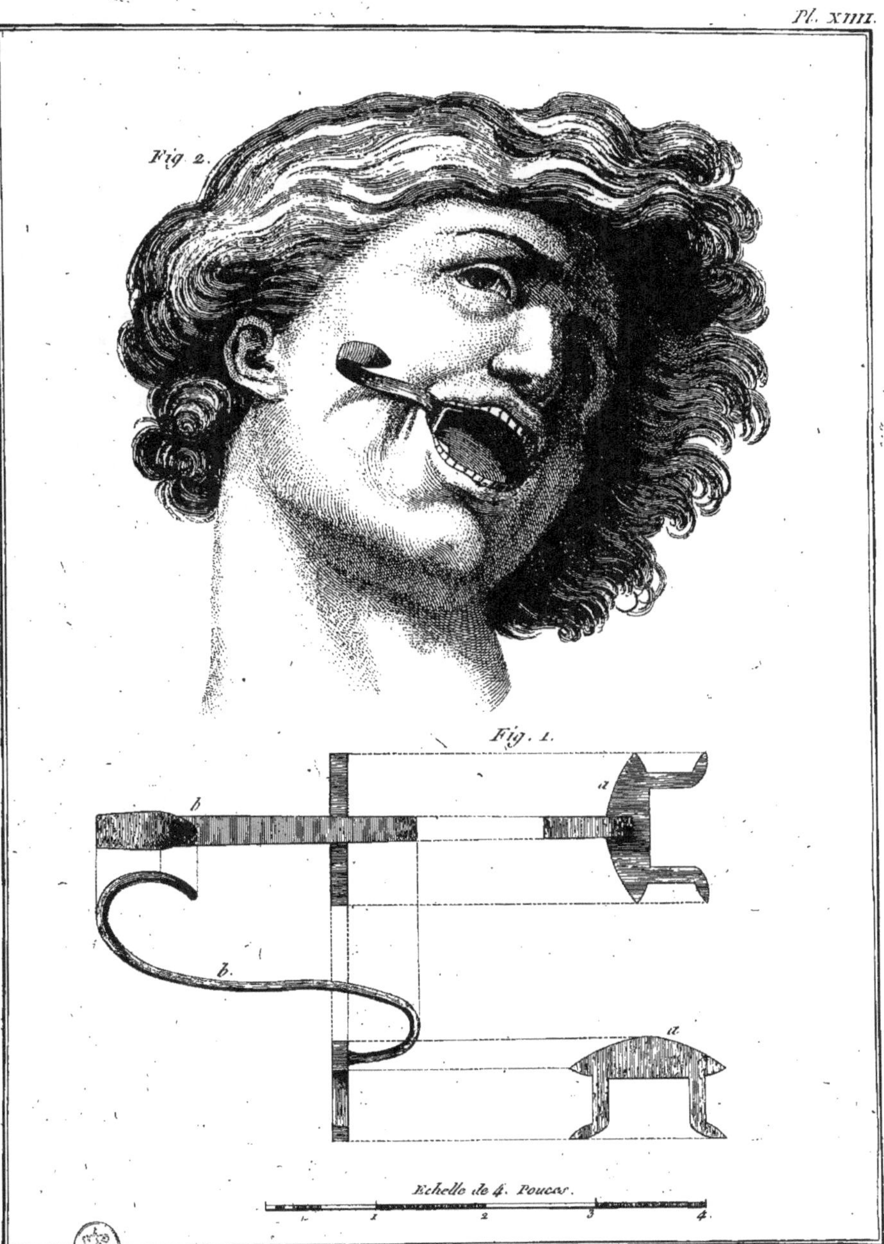

CHIRURGIE

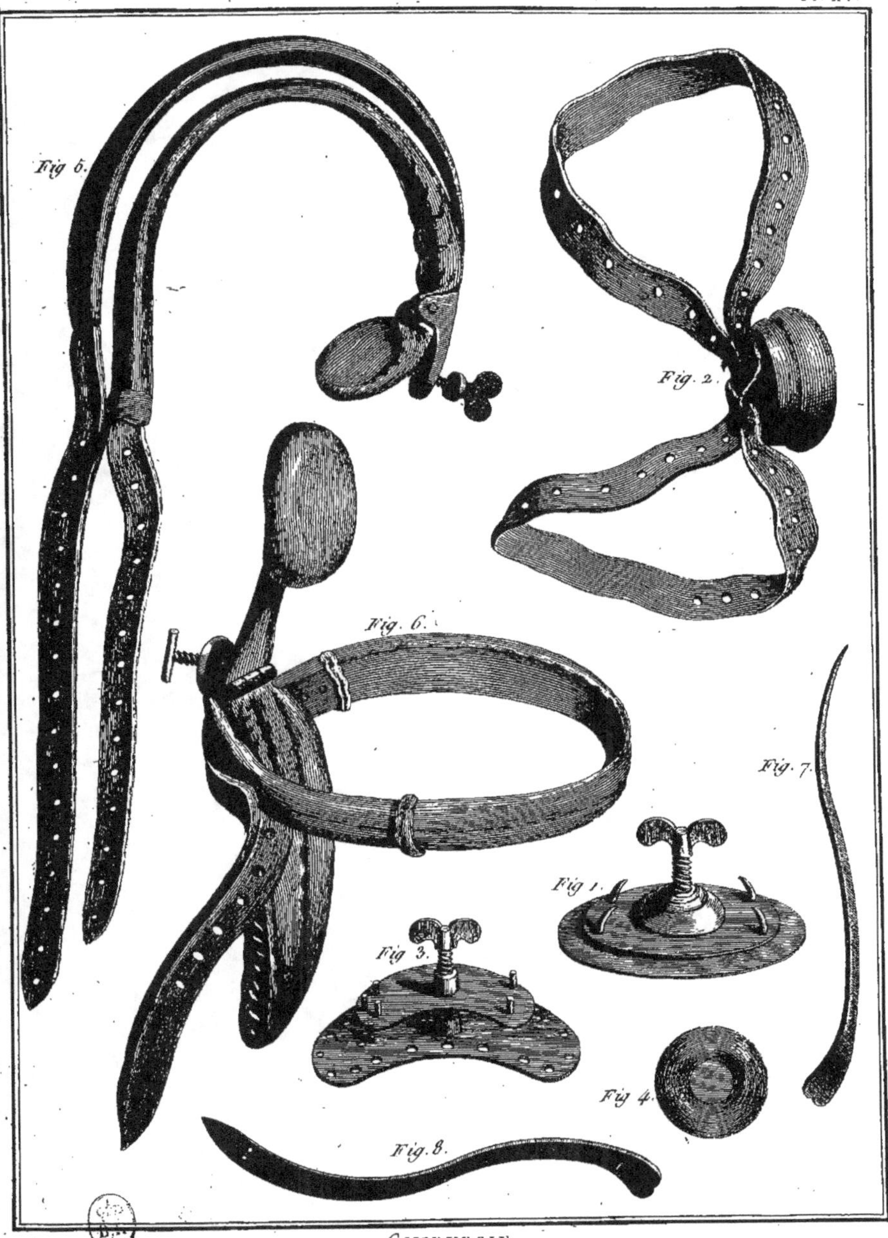

CHIRURGIE.

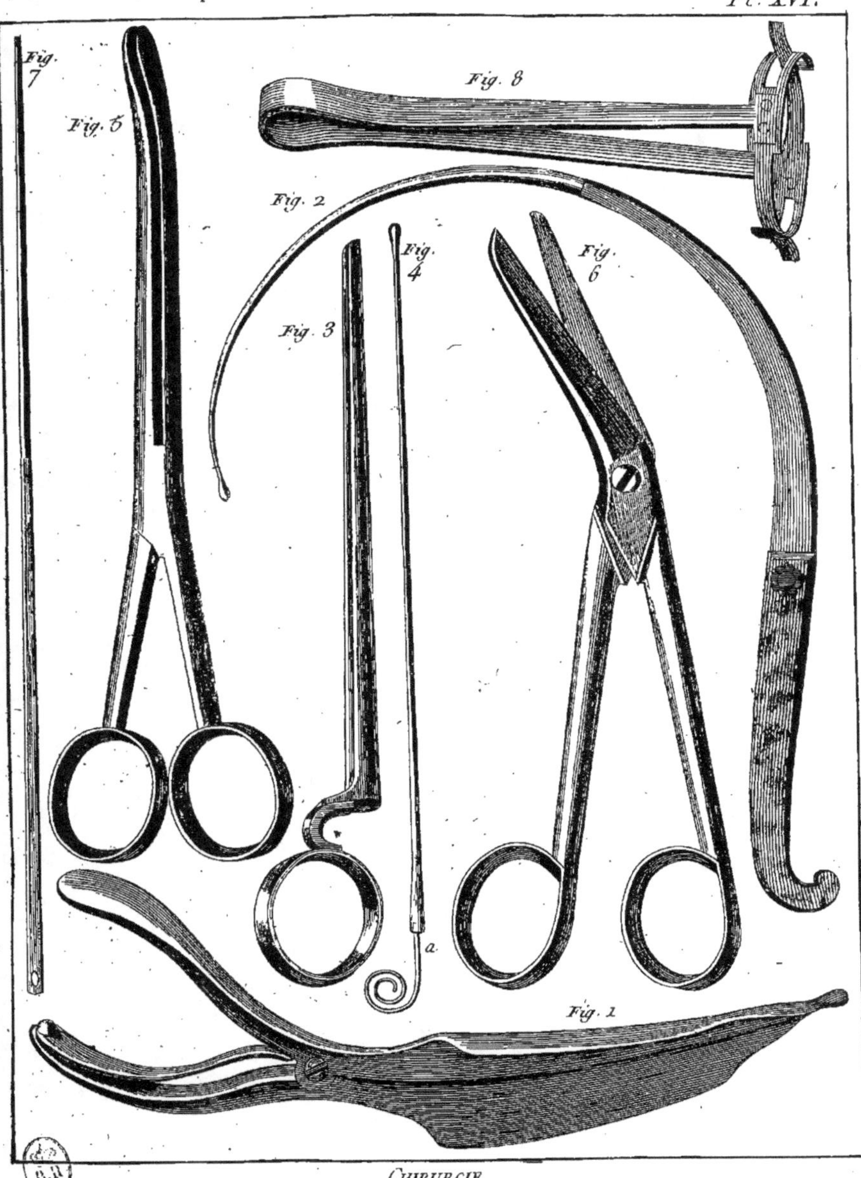

CHIRURGIE.

Fig. 1.
Fig. 2.
Fig. 3.
Fig. 4.
Fig. 5.
Fig. 6.
Fig. 7.
Fig. 11.
Fig. 12.
Fig. 13.
Fig. 8.
Fig. 9.
Fig. 10.

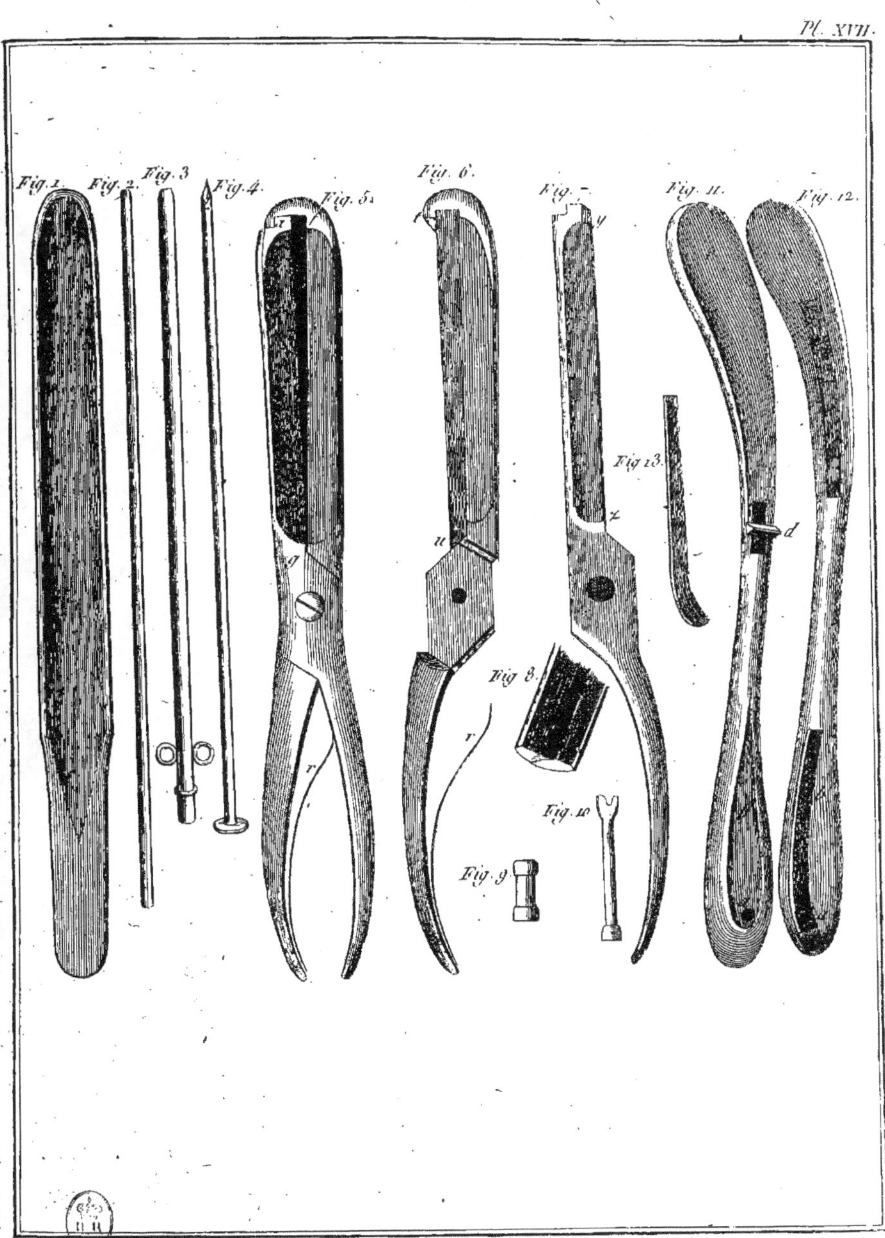

CHIRURGIE.

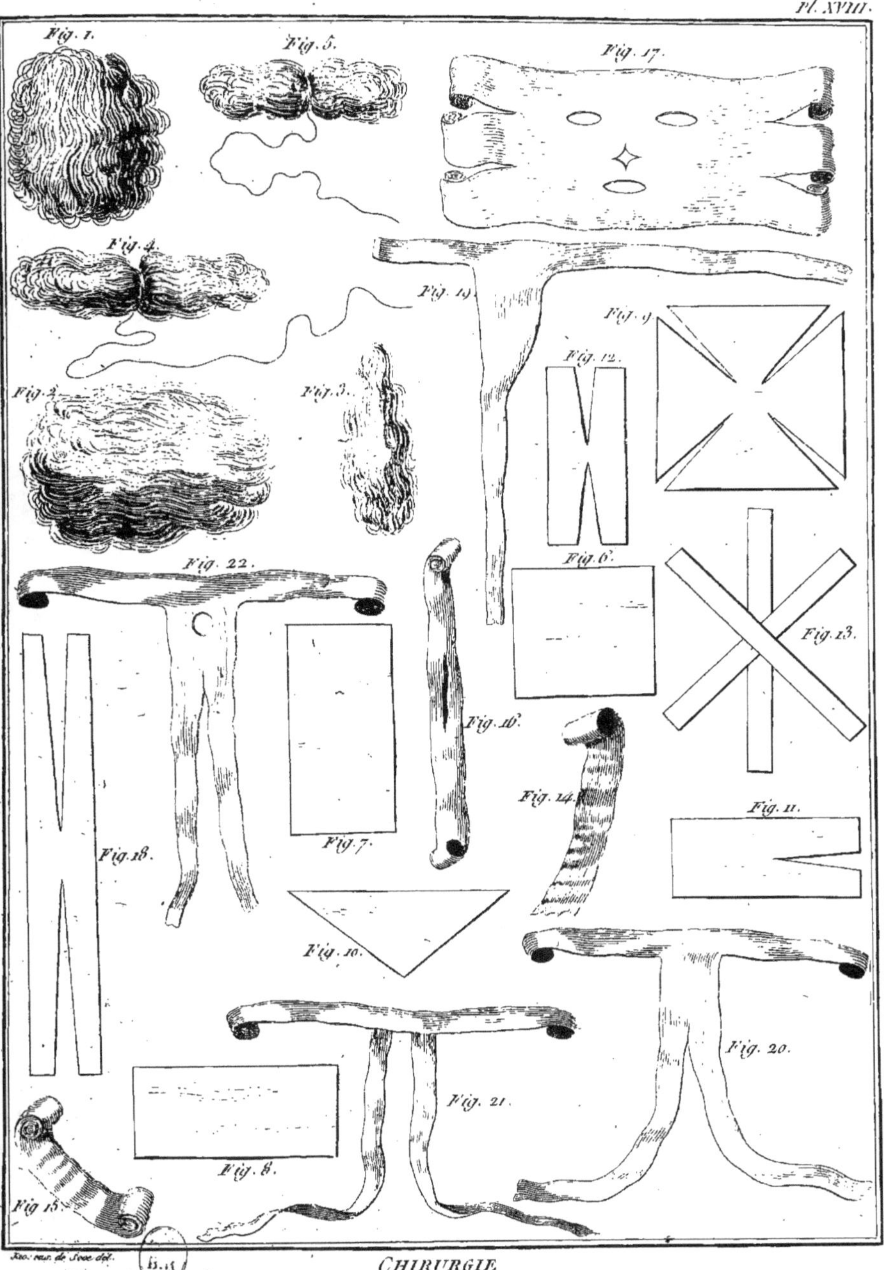
Fig. 1.
Fig. 5.
Fig. 17.
Fig. 4.
Fig. 19.
Fig. 9.
Fig. 12.
Fig. 2.
Fig. 3.
Fig. 6.
Fig. 22.
Fig. 13.
Fig. 16.
Fig. 14.
Fig. 11.
Fig. 18.
Fig. 7.
Fig. 10.
Fig. 20.
Fig. 15.
Fig. 8.
Fig. 21.
Fao. ras. de Seve del.

CHIRURGIE.

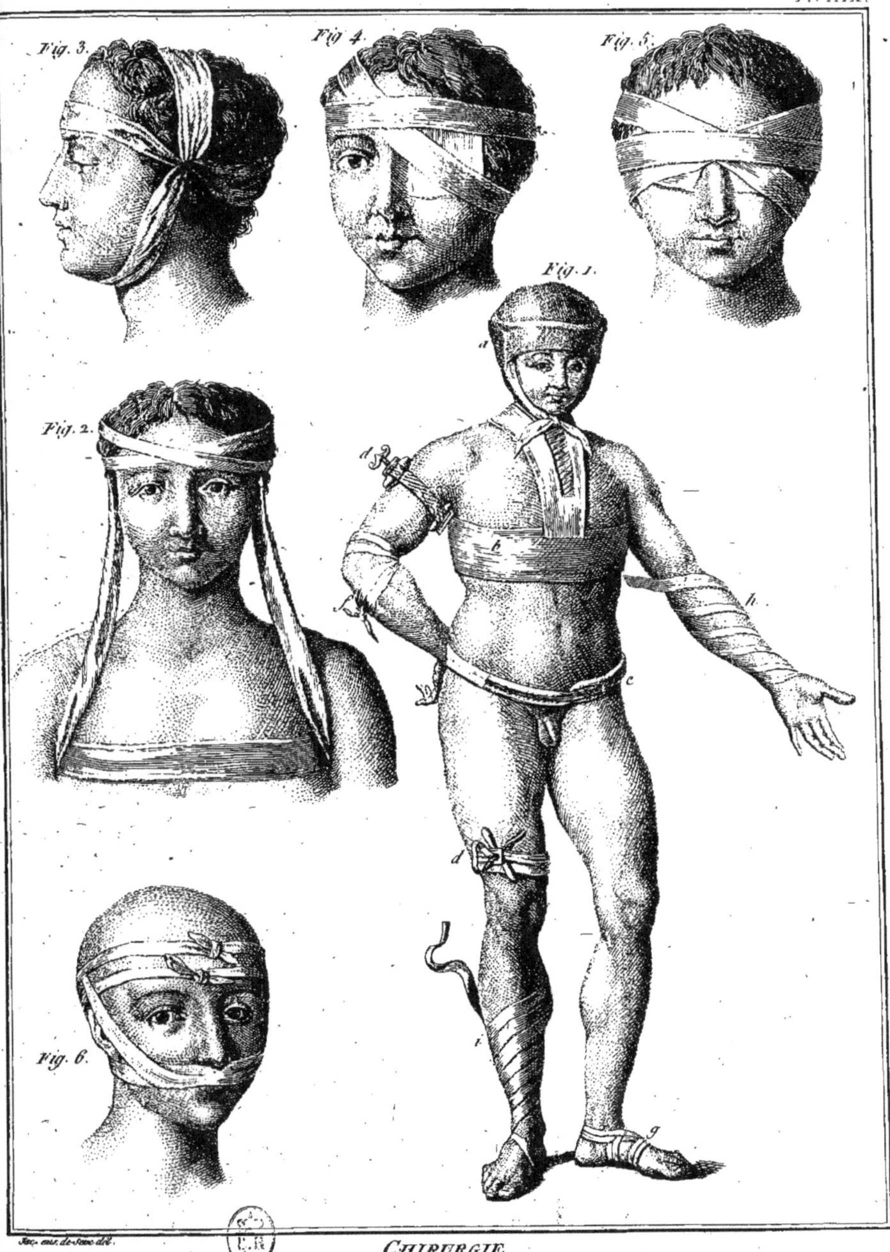

CHIRURGIE

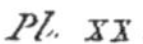

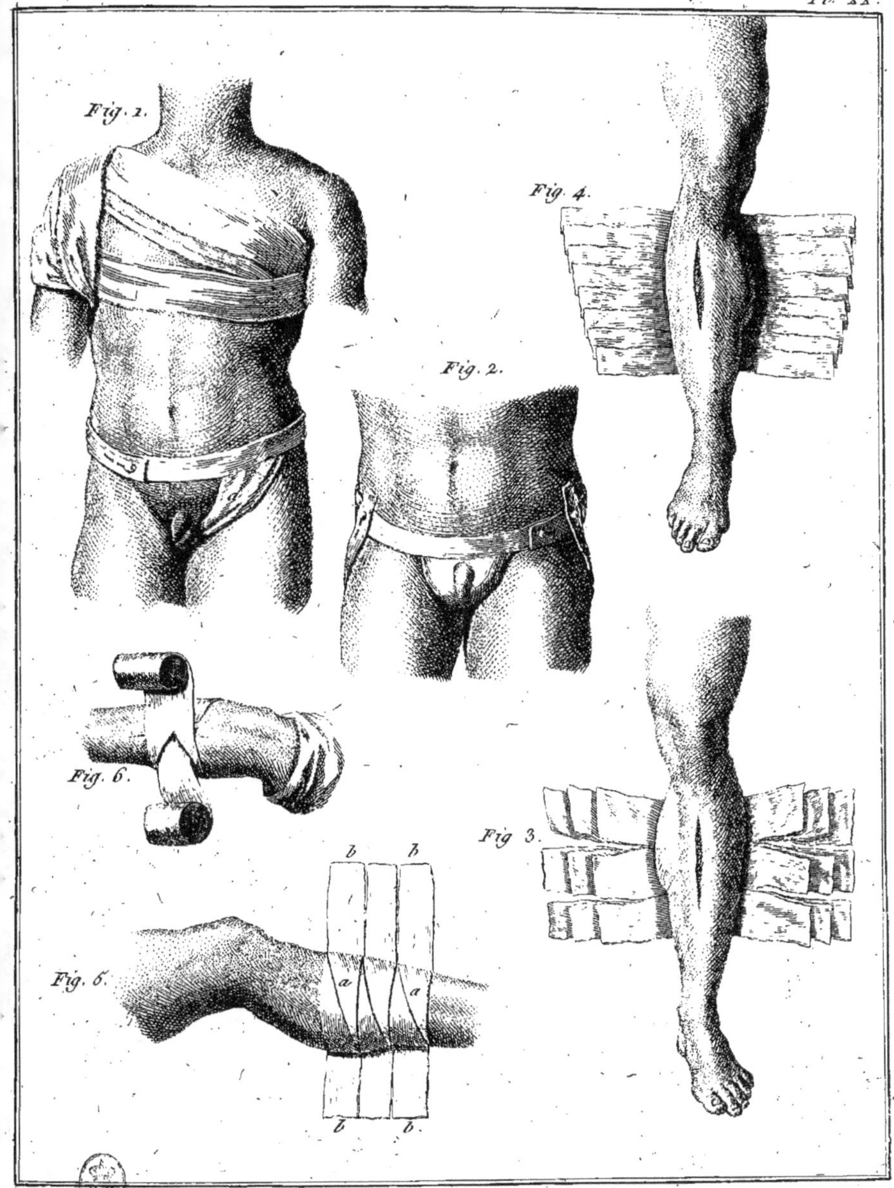

CHIRURGIE.

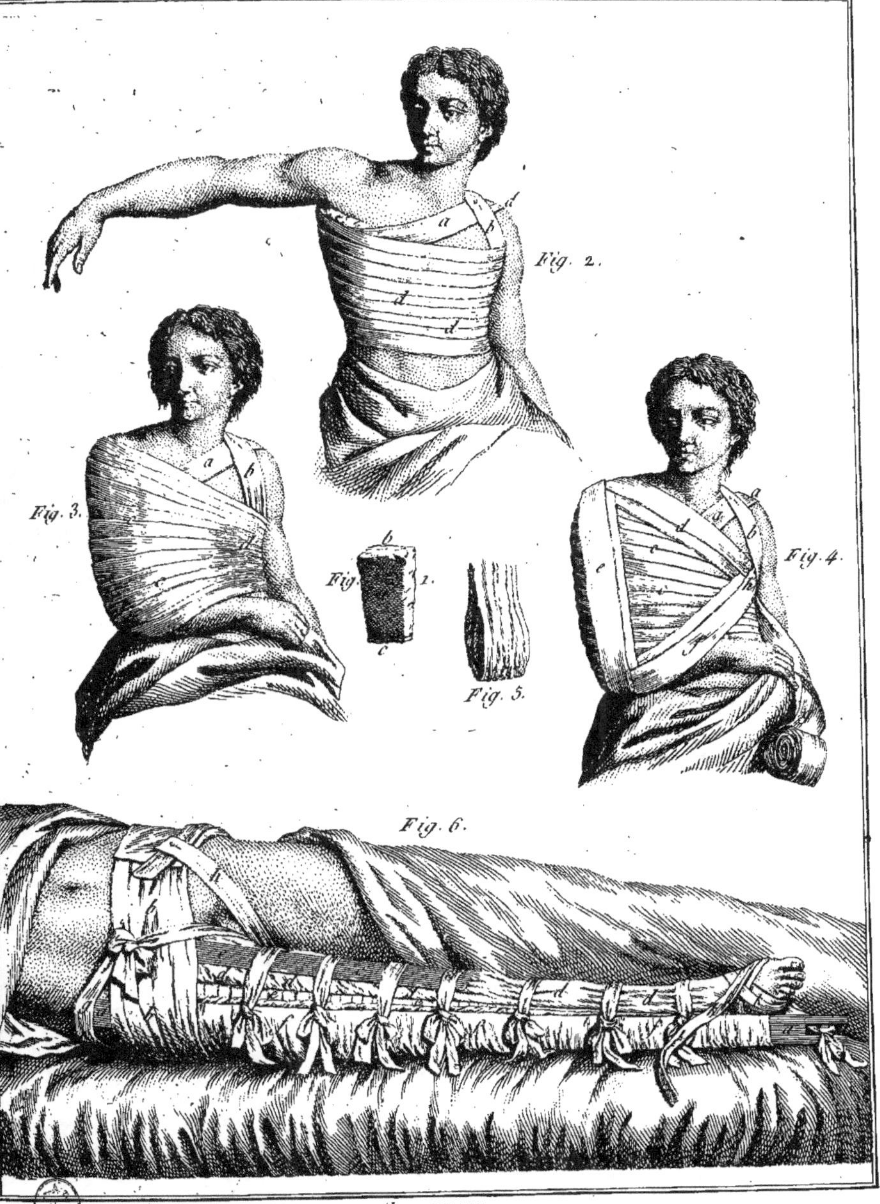

CHIRURGIE

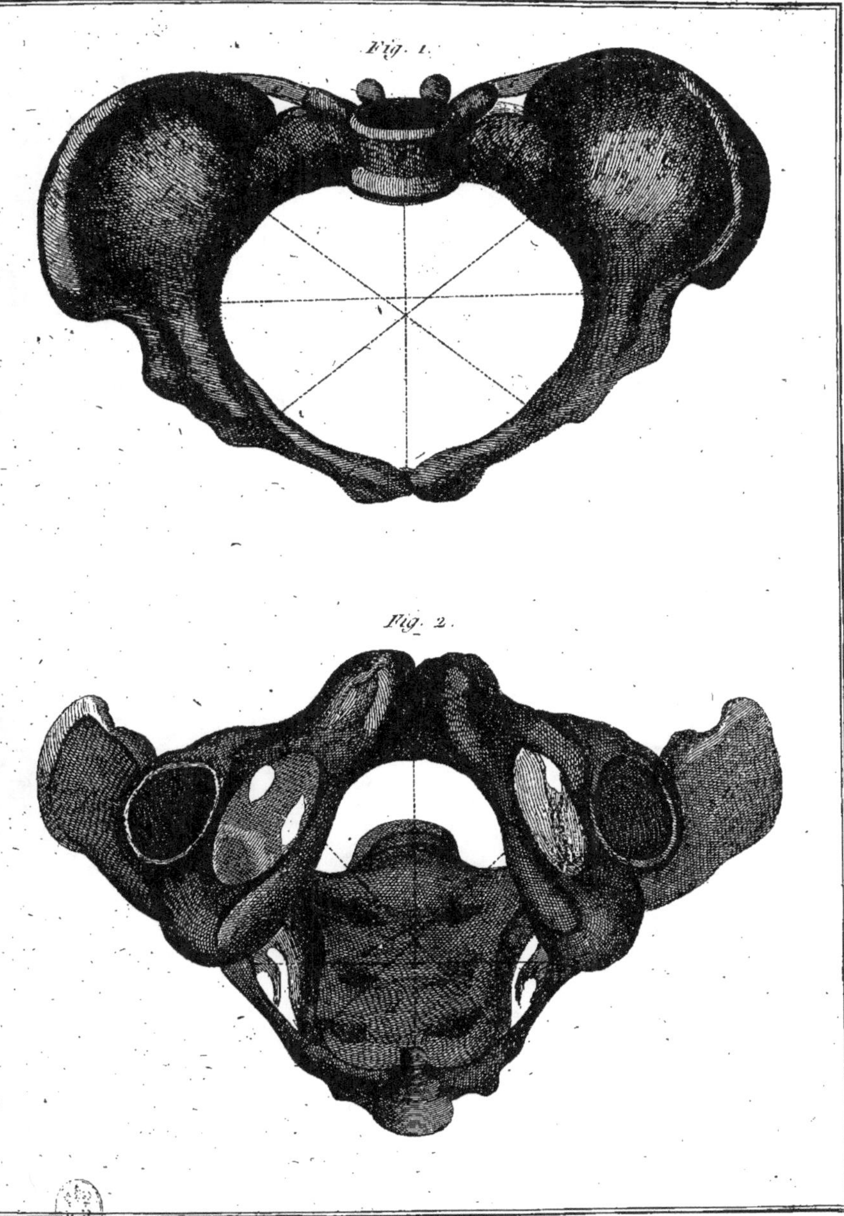
Fig. 1.
Fig. 2.
CHIRURGIE.

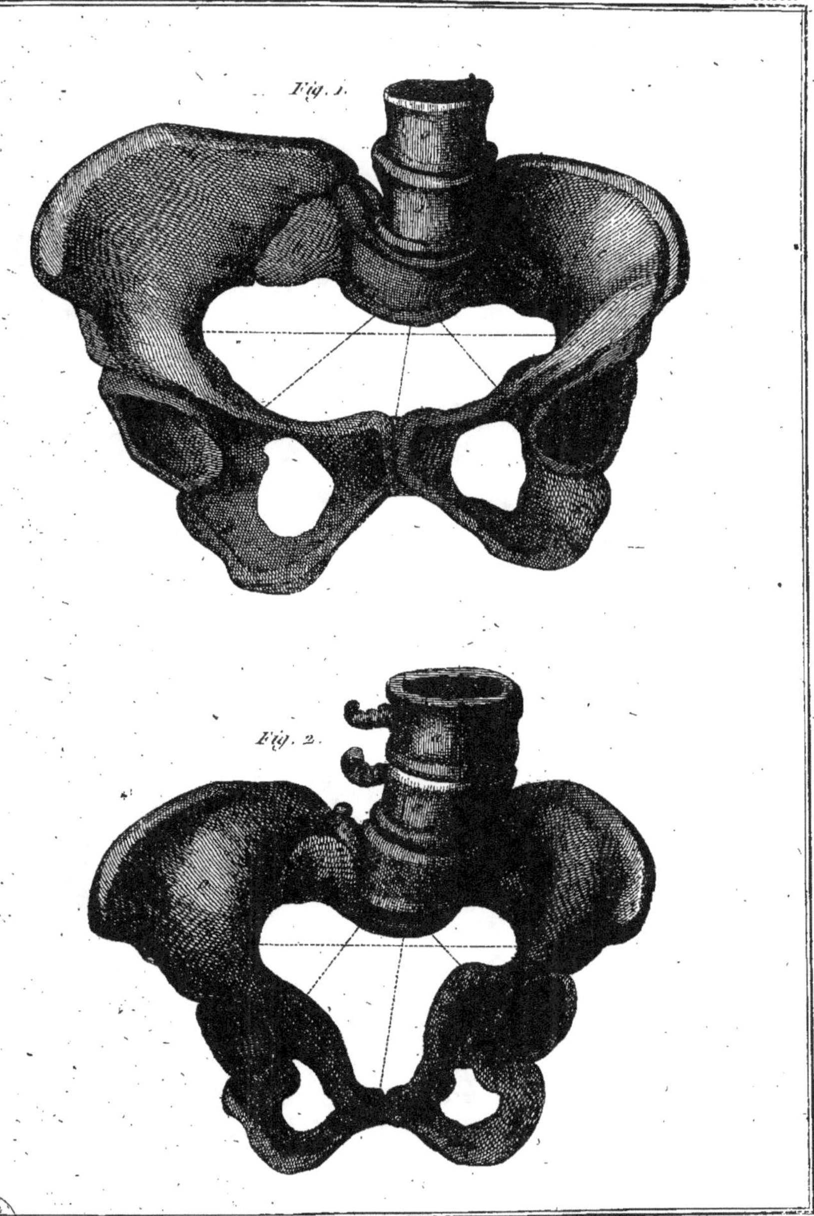

CHIRURGIE.

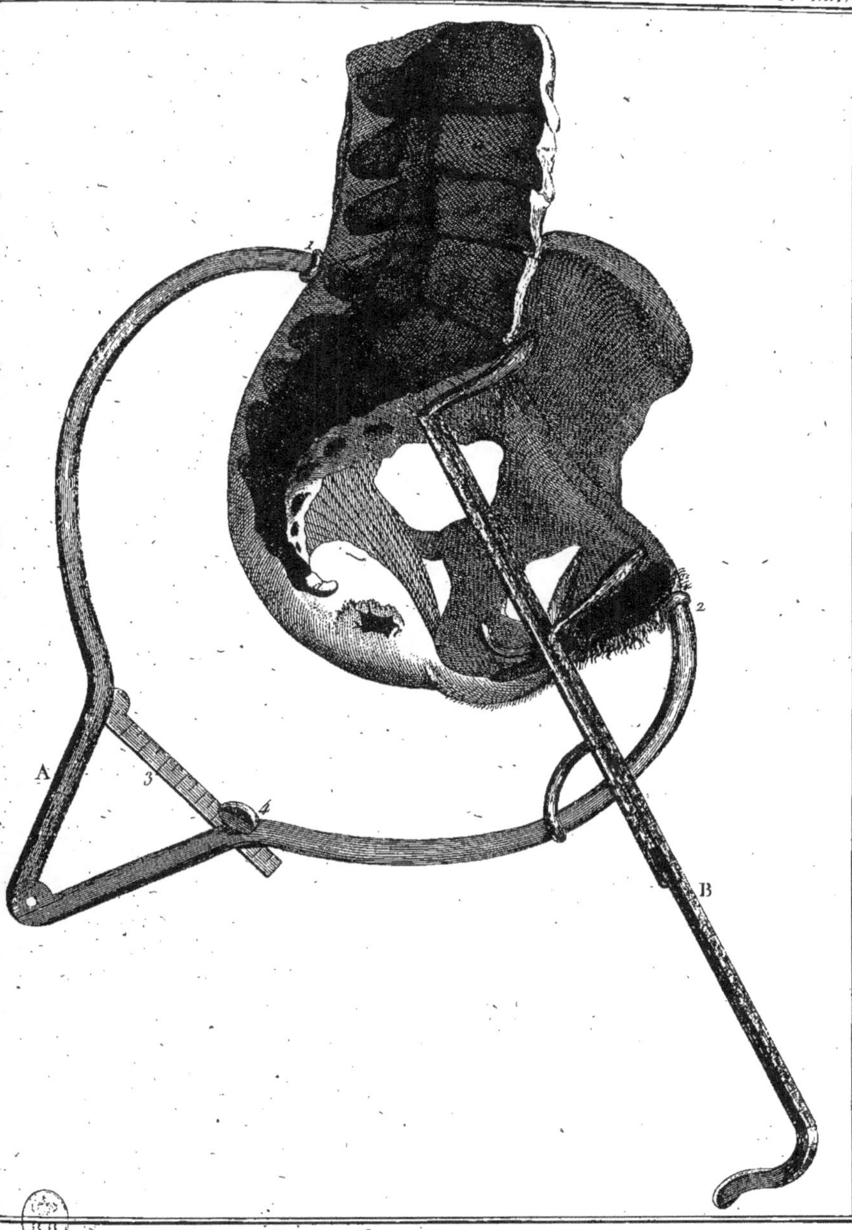

CHIRURGIE.

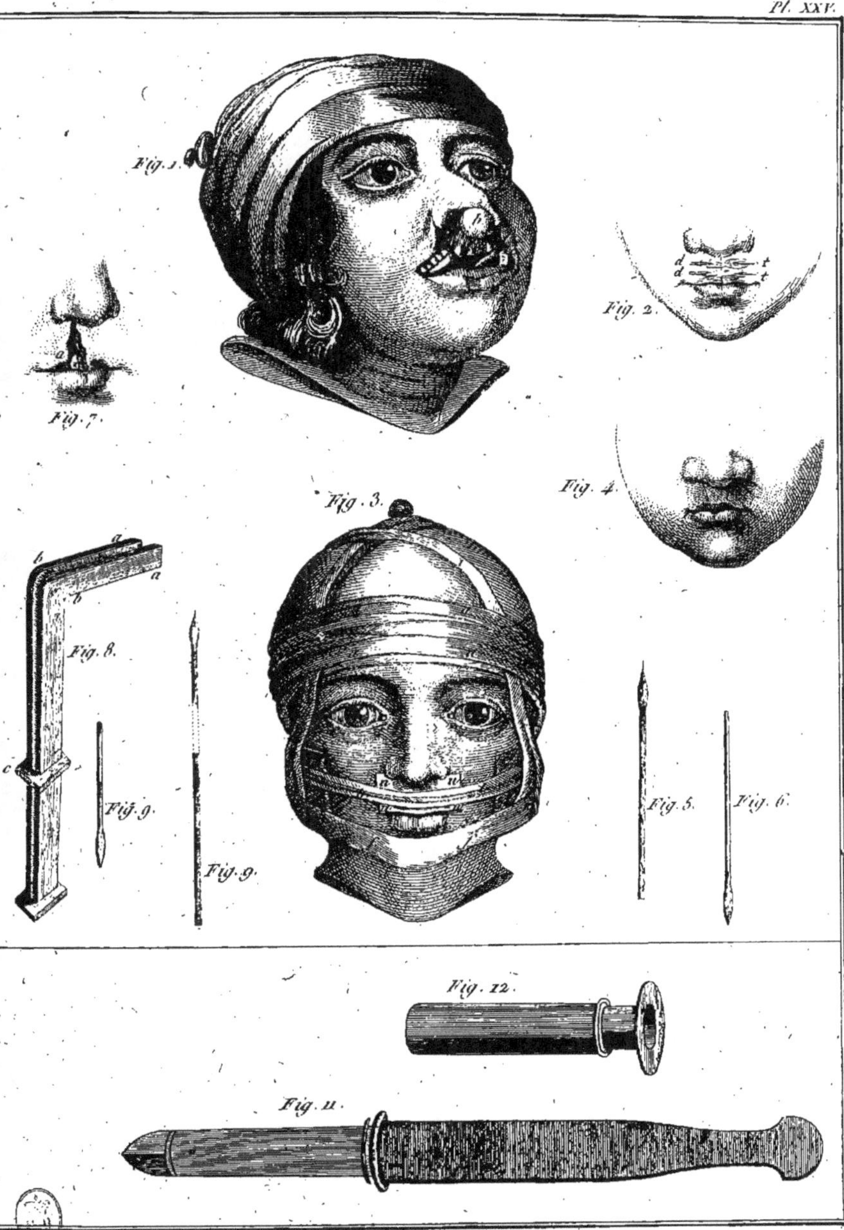

CHIRURGIE.

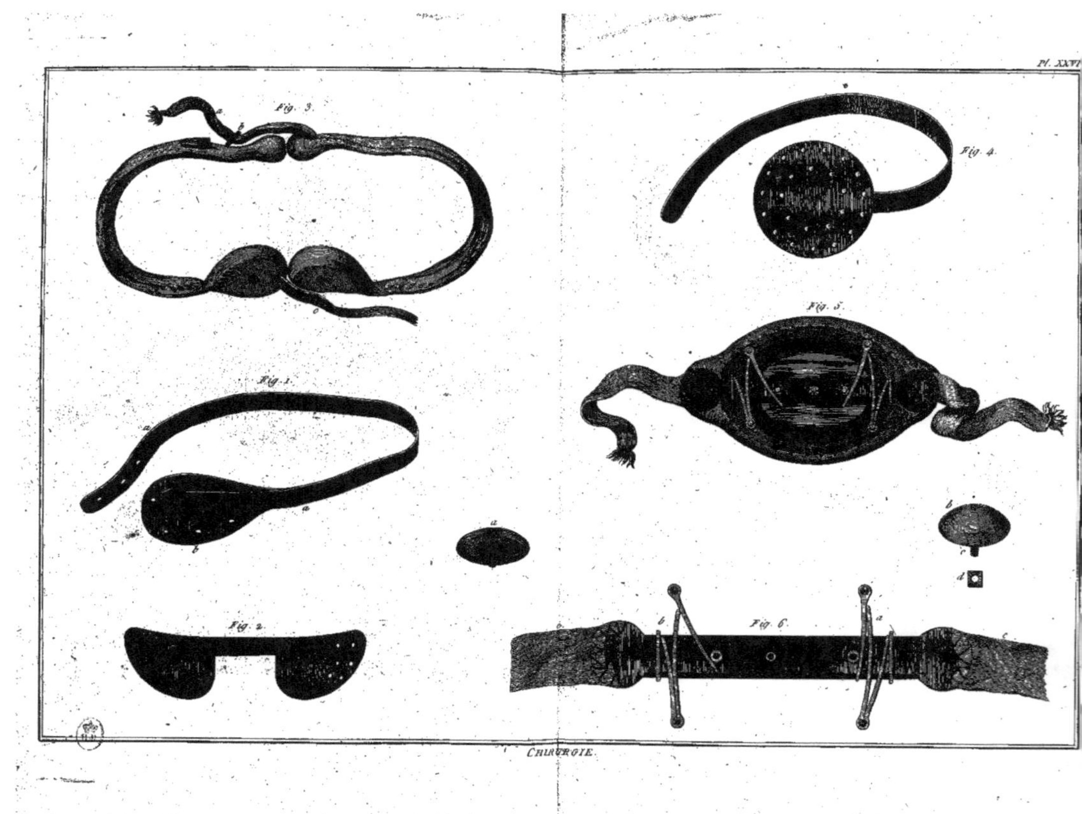

CHIRURGIE.

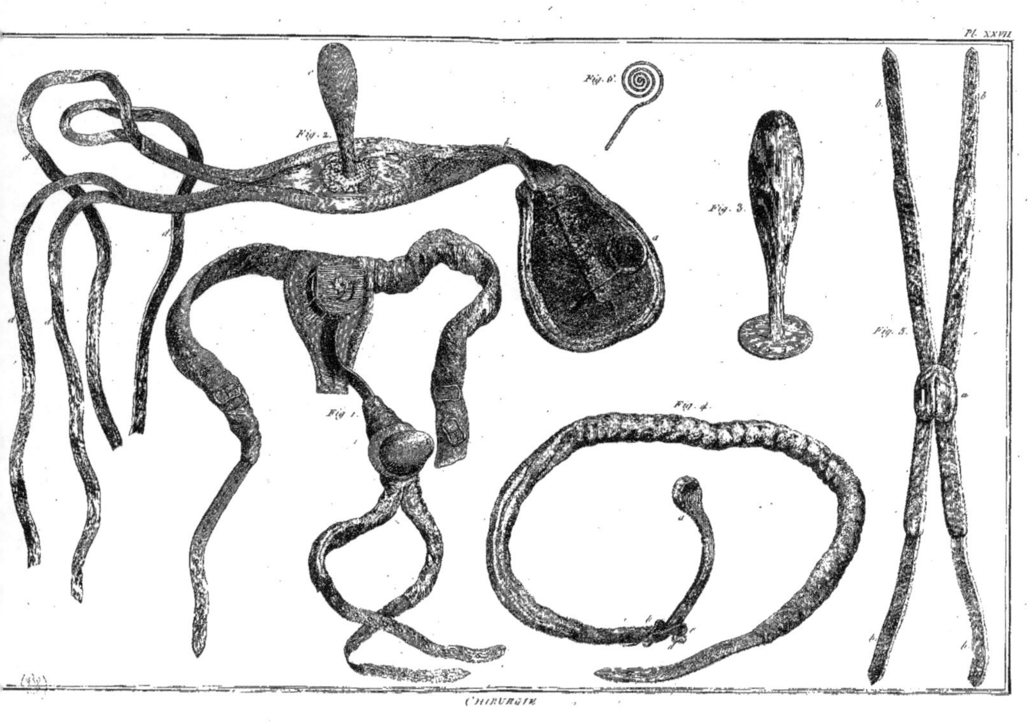
Pl. XXVII.
Fig. 2.
Fig. 6.
Fig. 3.
Fig. 1.
Fig. 4.
Fig. 5.
Chirurgie.

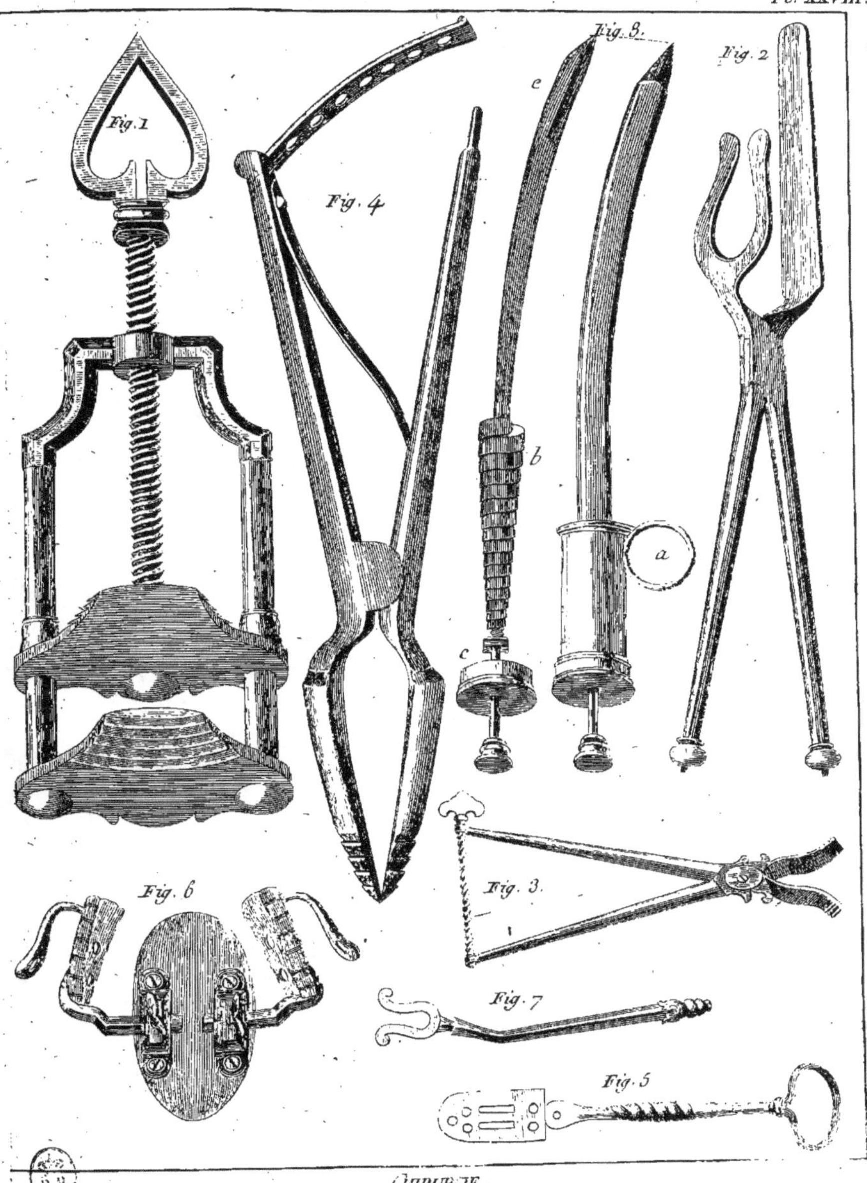

CHIRURGIE.

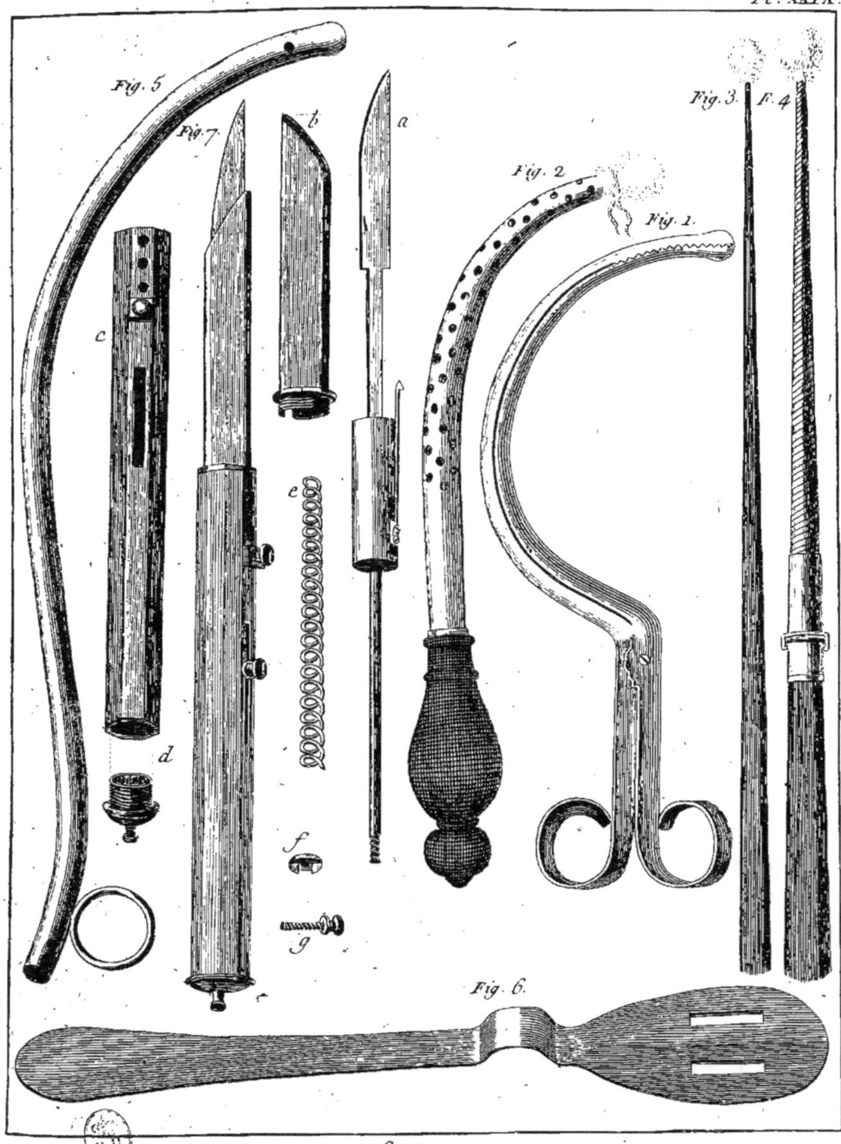

CHIRURGIE.

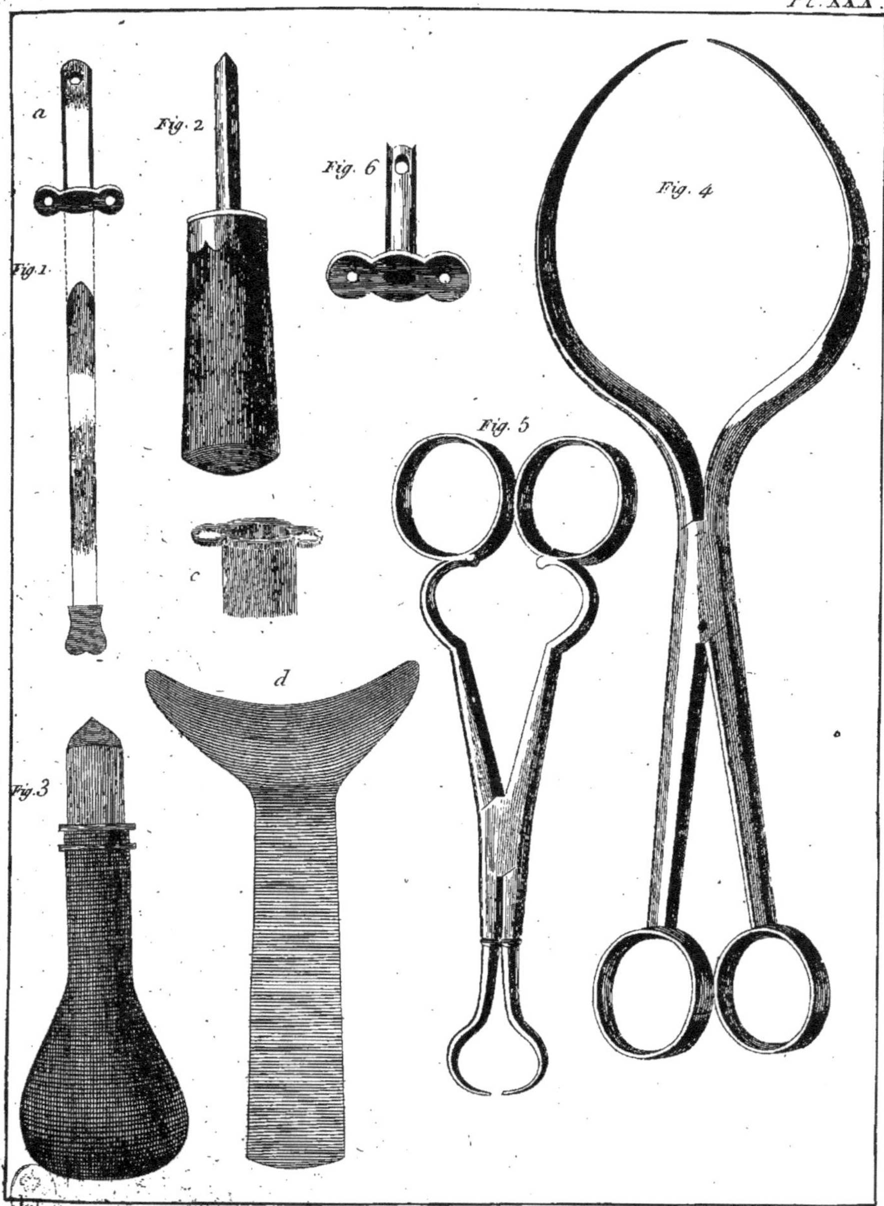

CHIRURGIE.

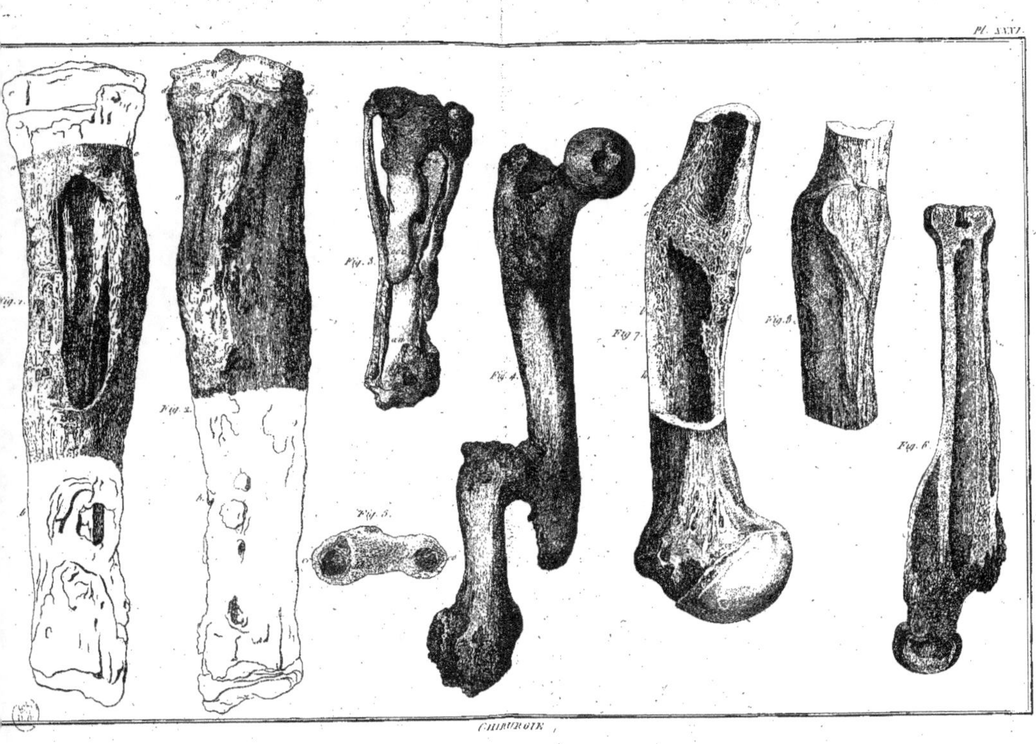

Pl. XXXI.
Fig. 1.
Fig. 2.
Fig. 3.
Fig. 4.
Fig. 5.
Fig. 6.
Fig. 7.
Fig. 8.
Fig. 9.
CHIRURGIE

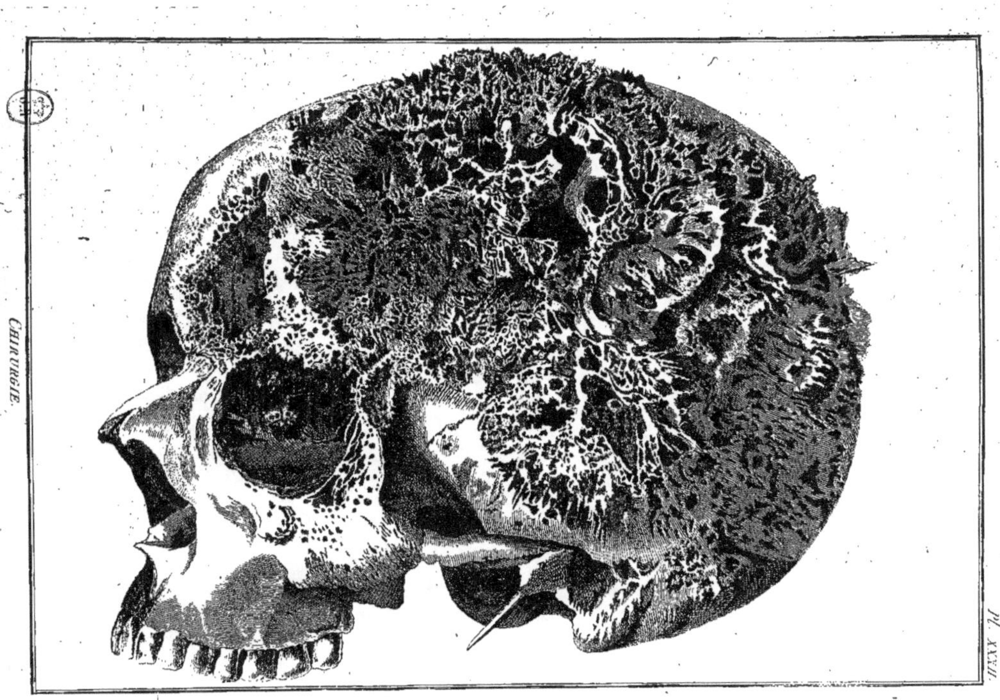
CHIRURGIE.
Pl. XXXII.

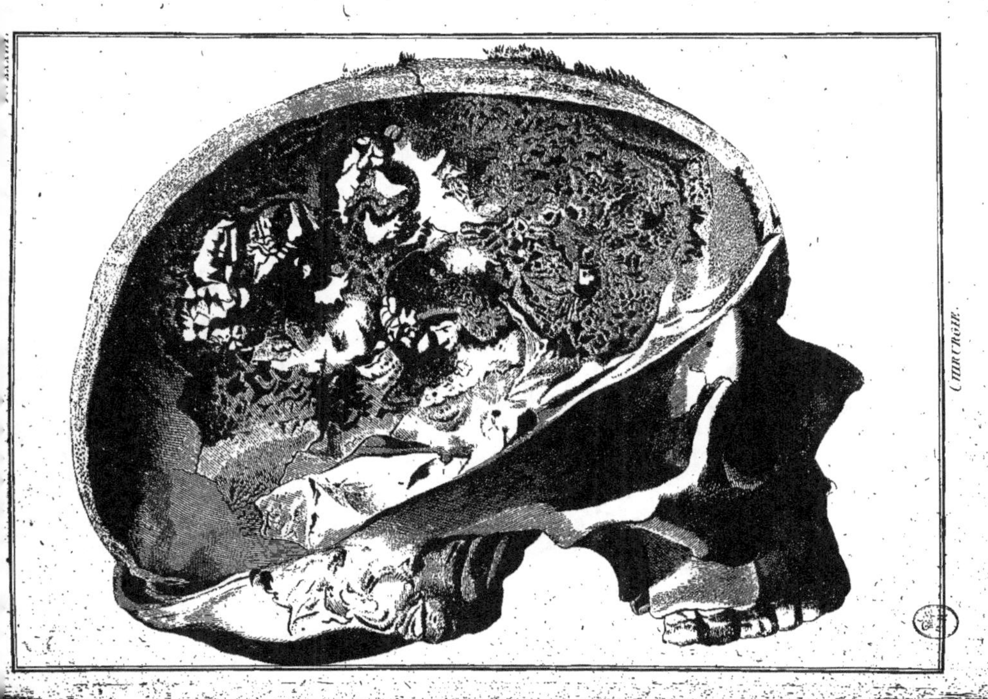

Chirurgie.

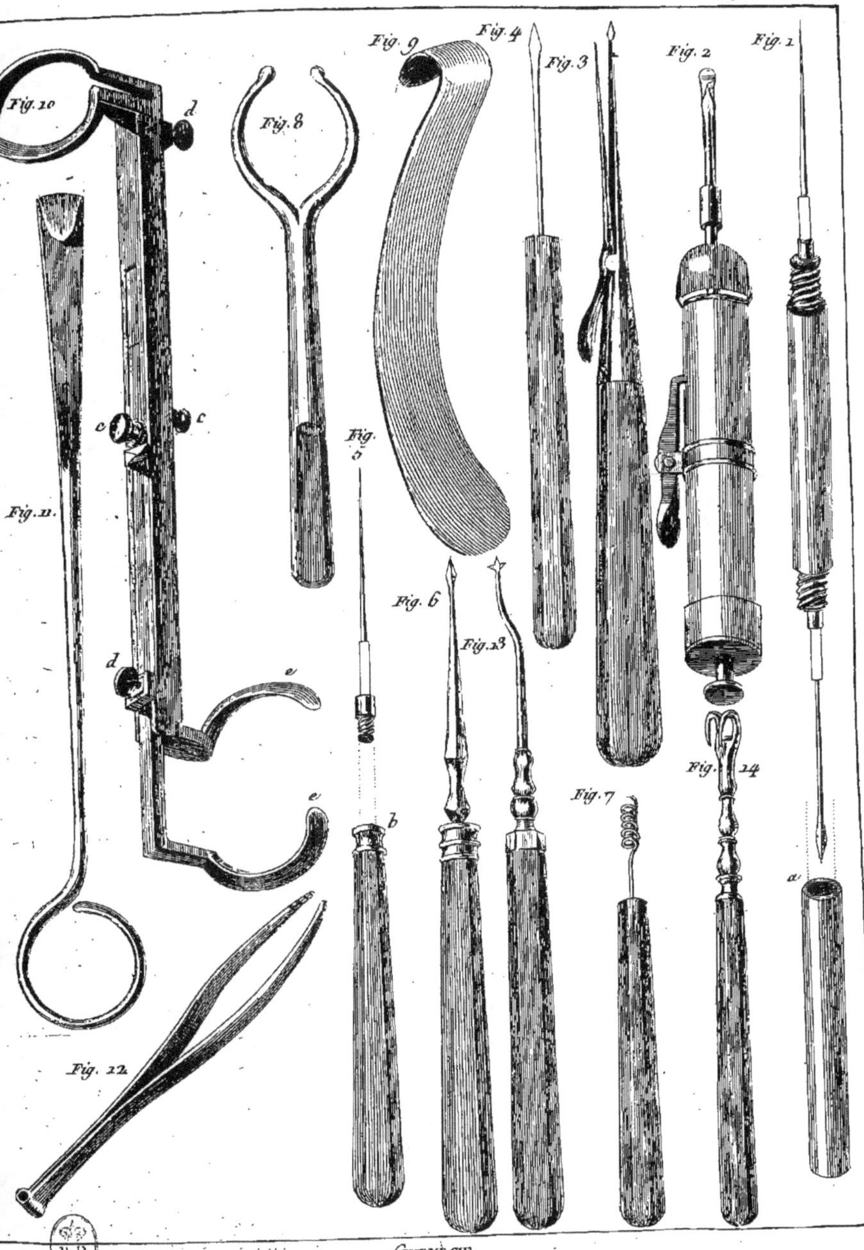

Fig. 10
Fig. 8
Fig. 9
Fig. 4
Fig. 3
Fig. 2
Fig. 1
Fig. 11
Fig. 5
Fig. 6
Fig. 13
Fig. 7
Fig. 14
Fig. 12
d
c
c
d
e
e
b
a

Fig. 1
Fig. 2
Fig. 3
Fig. 4
Fig. 5
Fig. 6
Fig. 7
Fig. 8
Fig. 9
Fig. 10
Fig. 11
Fig. 12
Fig. 13
Fig. 14
b
a

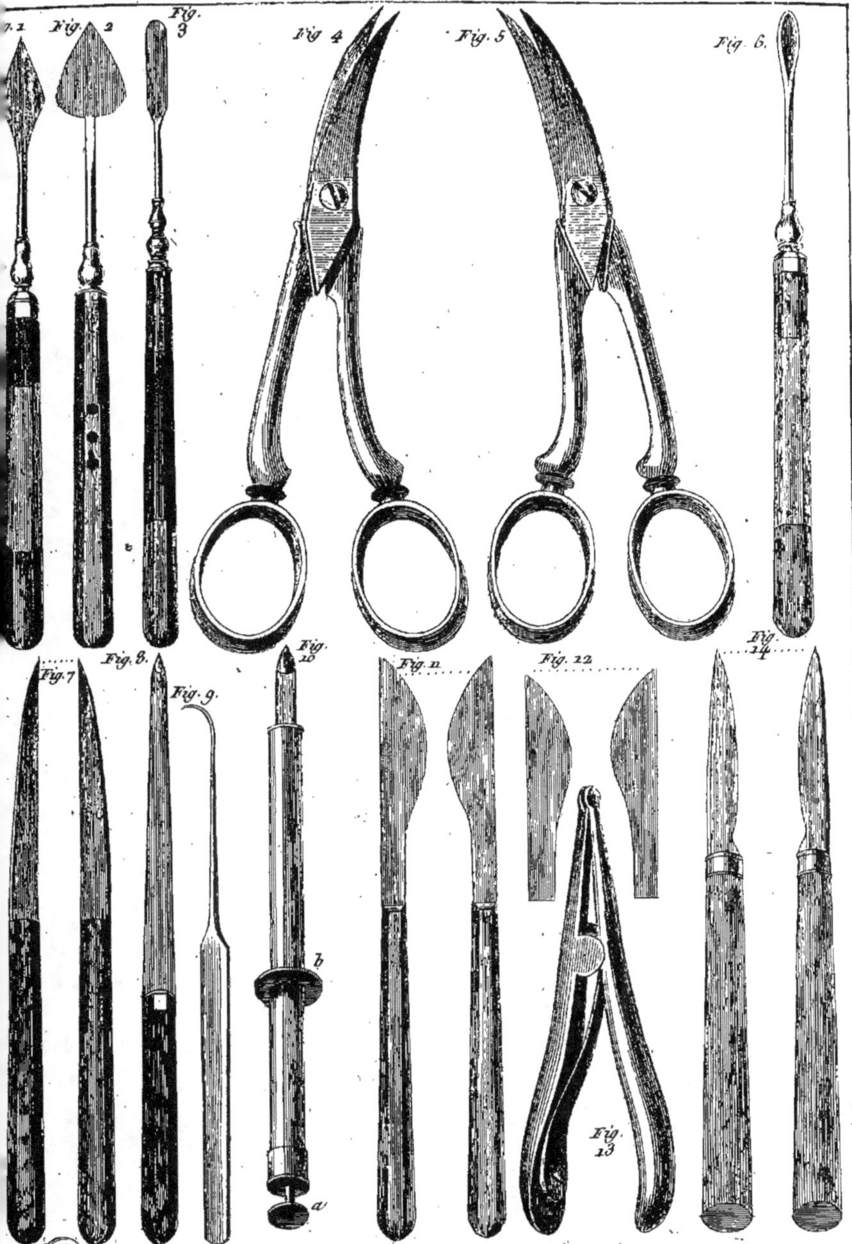

CHIRURGIE.

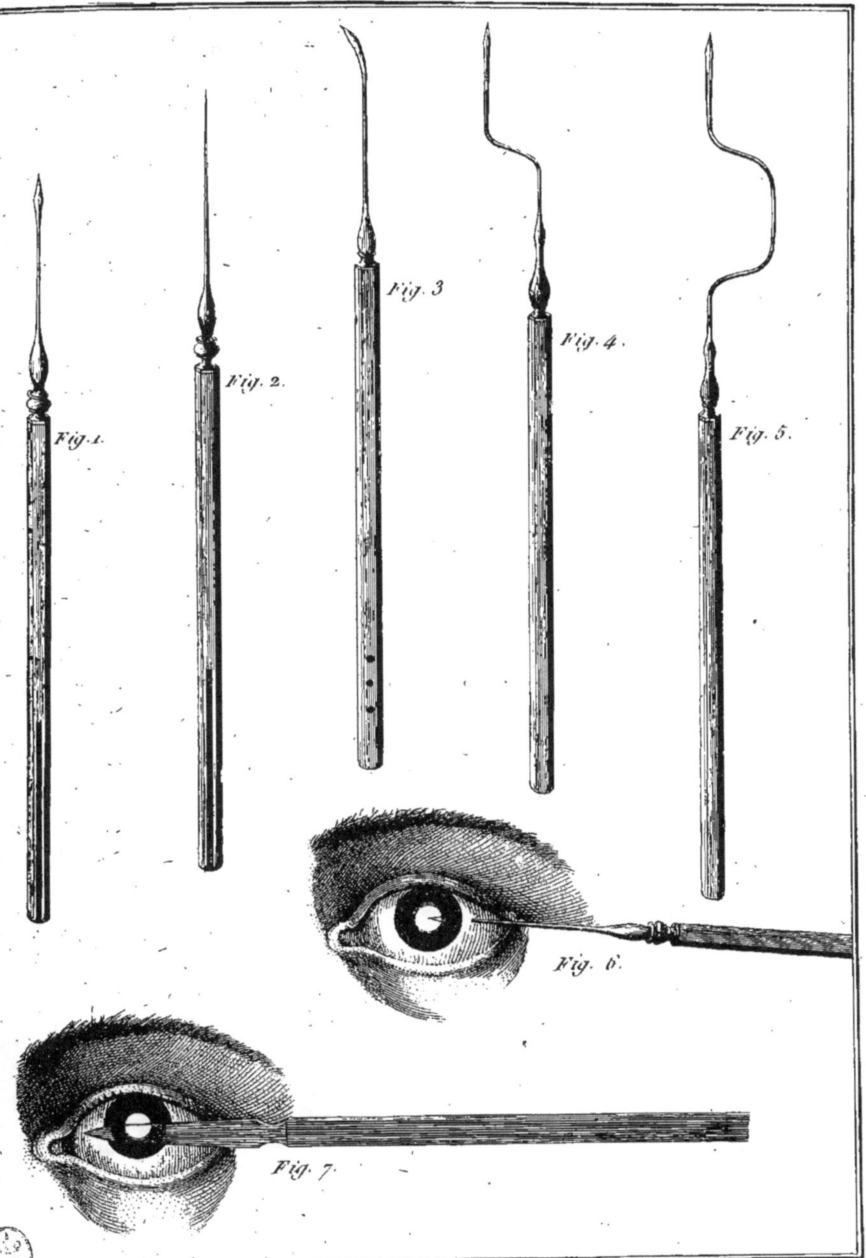

CHIRURGIE

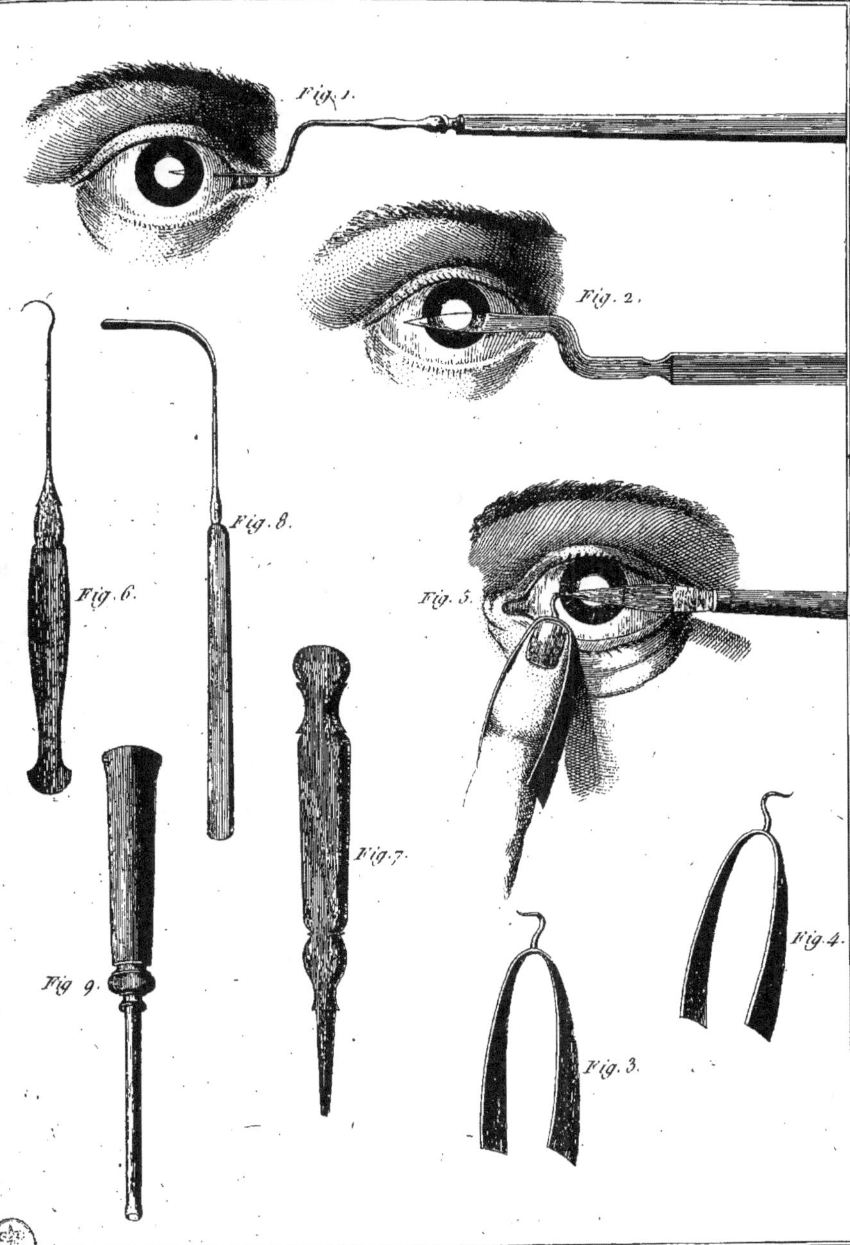

Chirurgie

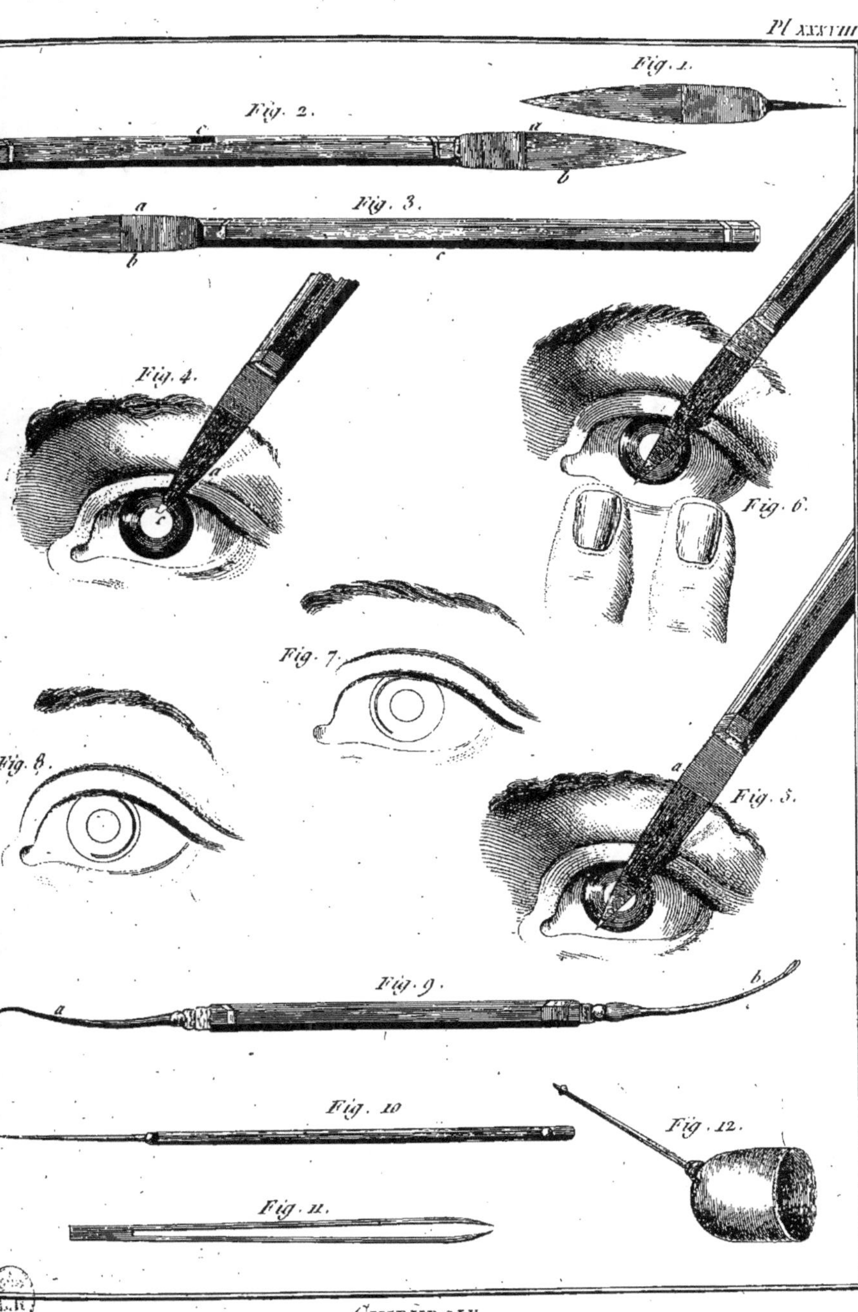

CHIRURGIE.

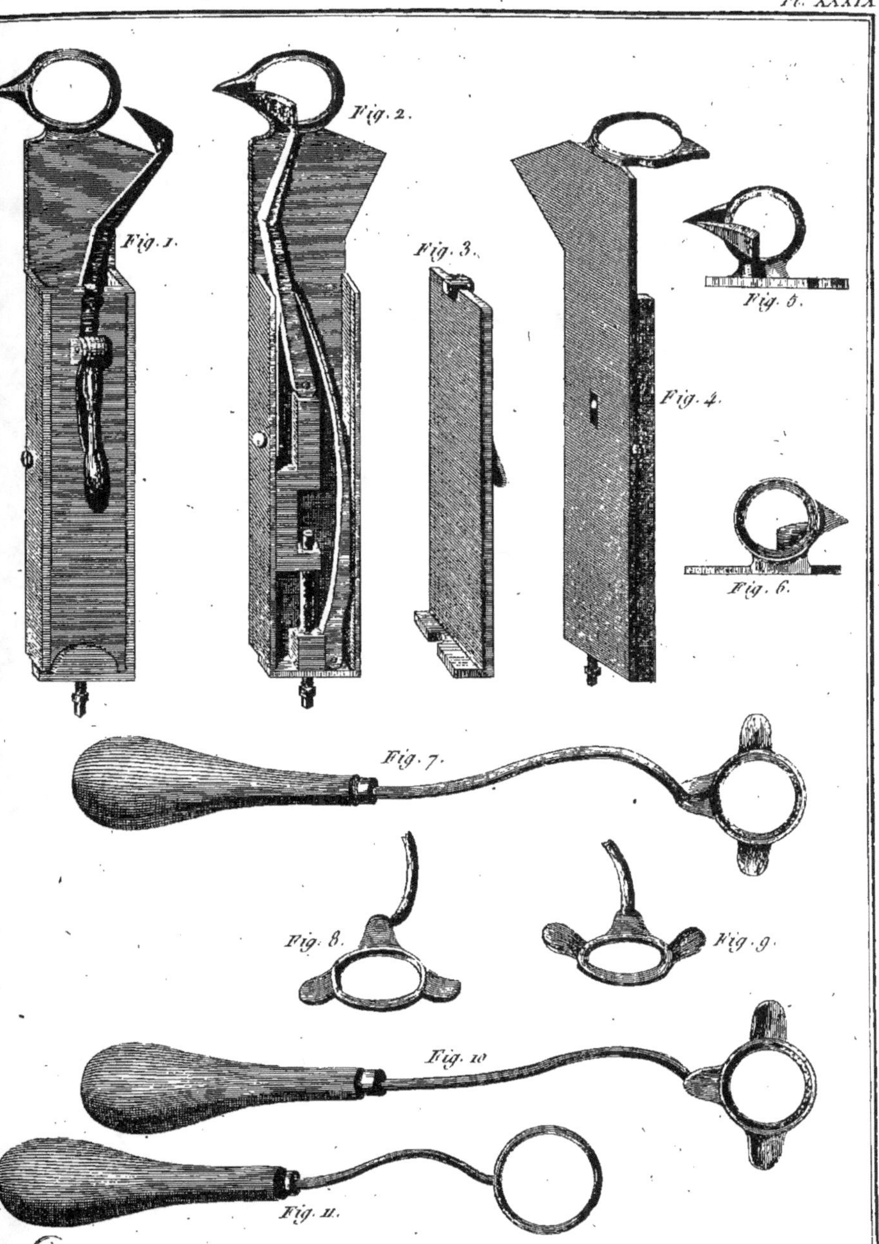

CHIRURGIE

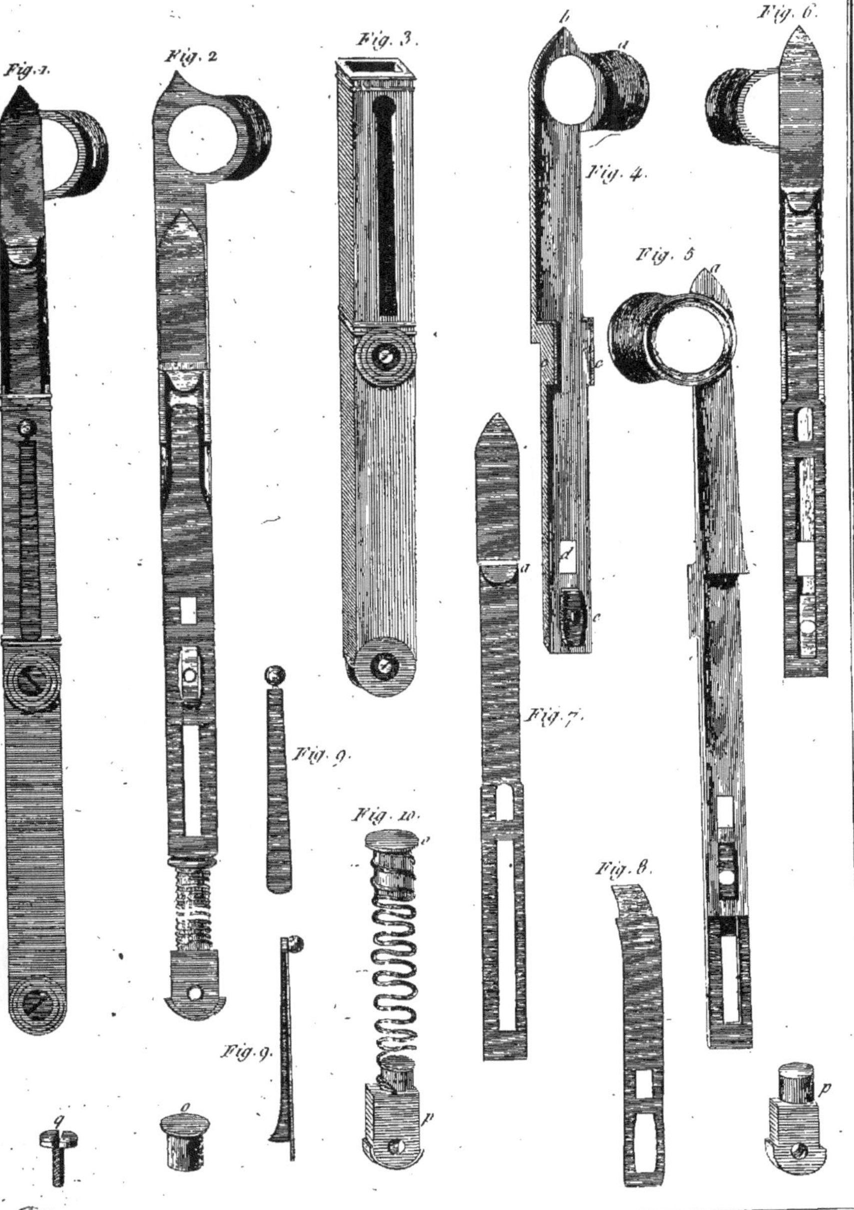

Pl. XXXX.
Fig. 1.
Fig. 2.
Fig. 3.
Fig. 4.
Fig. 5.
Fig. 6.
Fig. 7.
Fig. 8.
Fig. 9.
Fig. 10.
Fig. 9.
q
o
p
CHIRURGIE

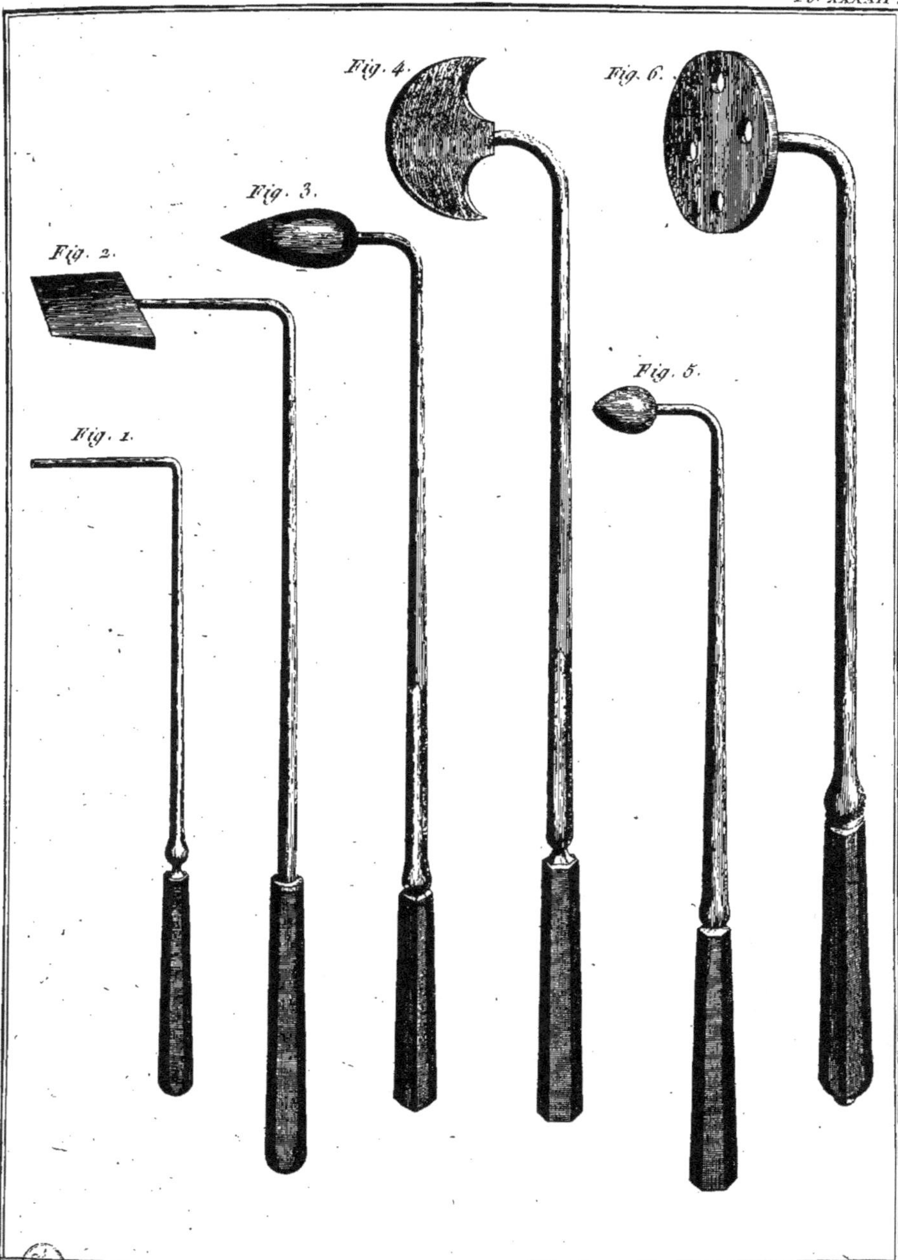

CHIRURGIE.

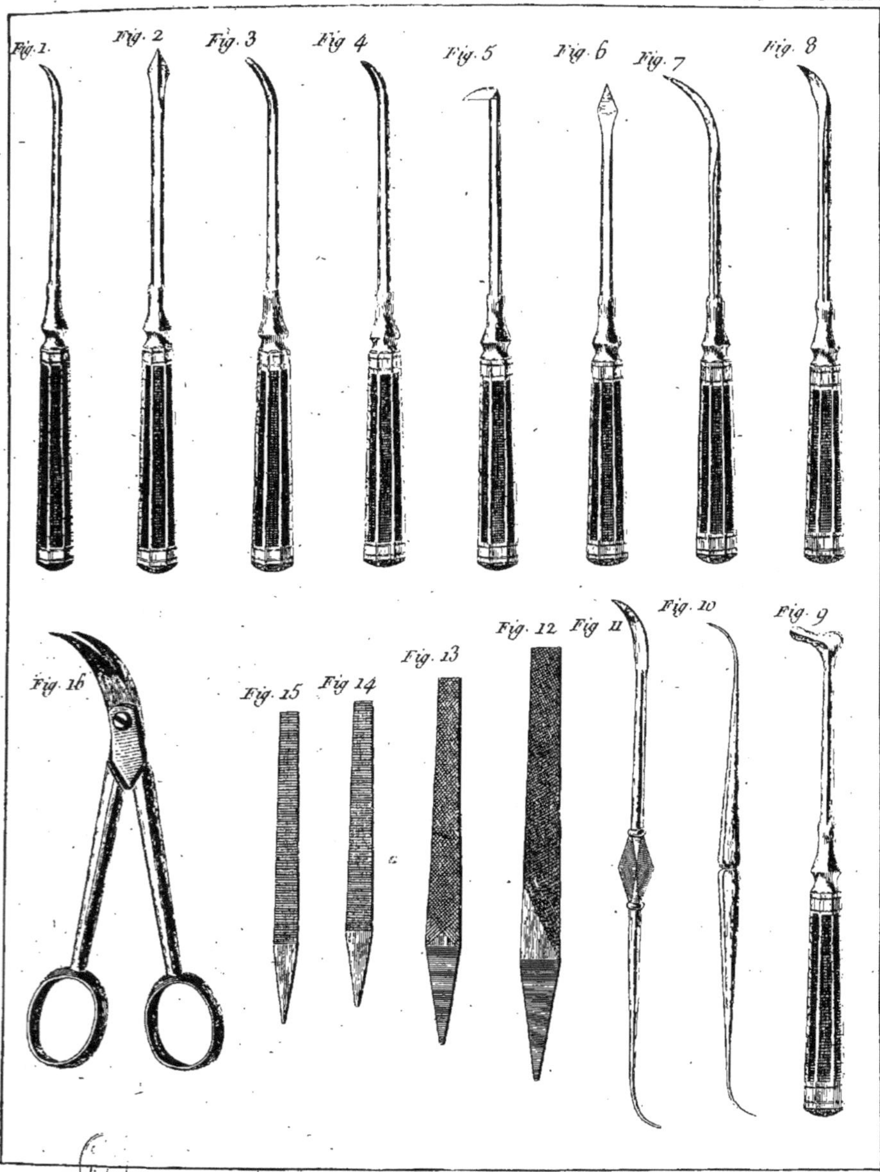

Pl. XXXXIII.
Fig. 1.
Fig. 2.
Fig. 3.
Fig. 4.
Fig. 5.
Fig. 6.
Fig. 7.
Fig. 8.
Fig. 16.
Fig. 15.
Fig. 14.
Fig. 13.
Fig. 12.
Fig. 11.
Fig. 10.
Fig. 9.
CHIRURGIE.

P.L. XXXXV.
Fig. 1
Fig. 2
Fig. 3
m
m
n
a
b
Fig. 9
Fig. 5
f
c
Fig. 4
i
d
k
Fig. 6
Fig. 7
e
l
h

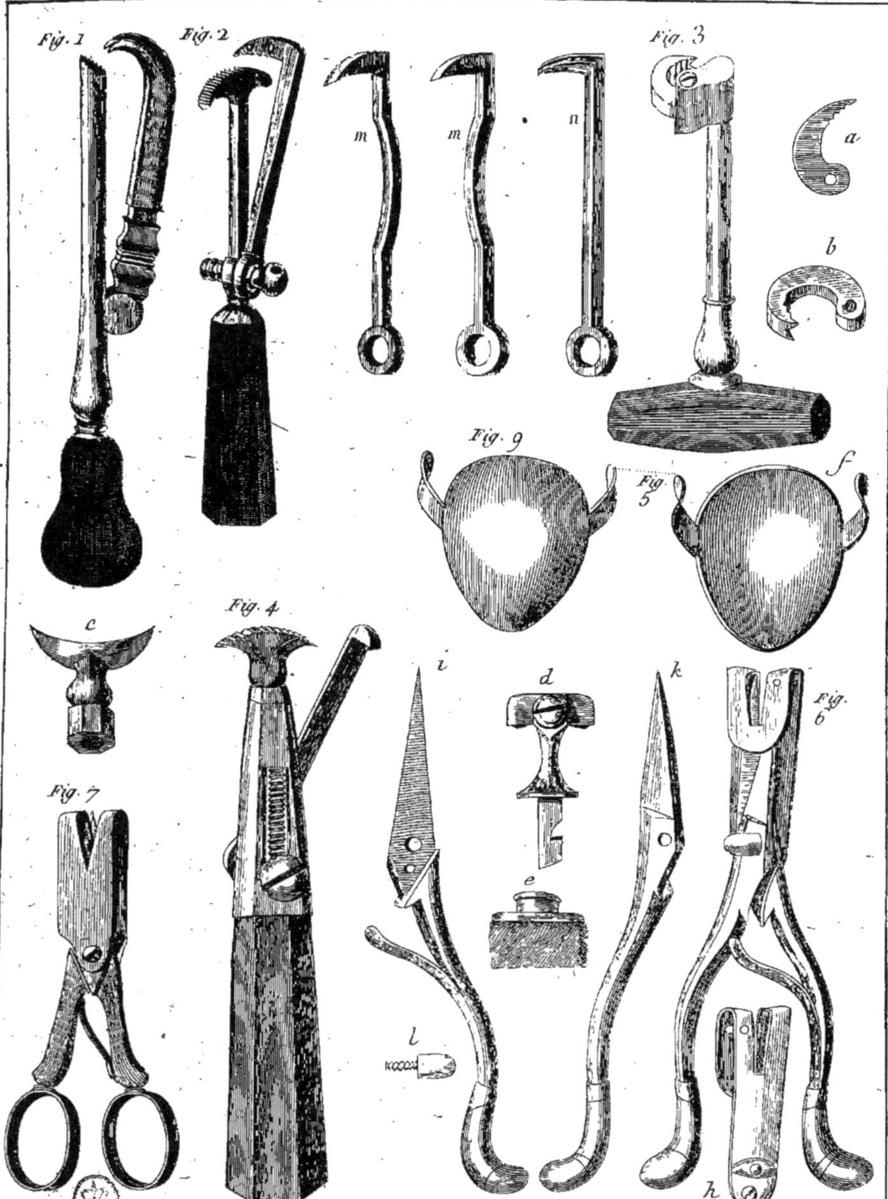

CHIRURGIE.

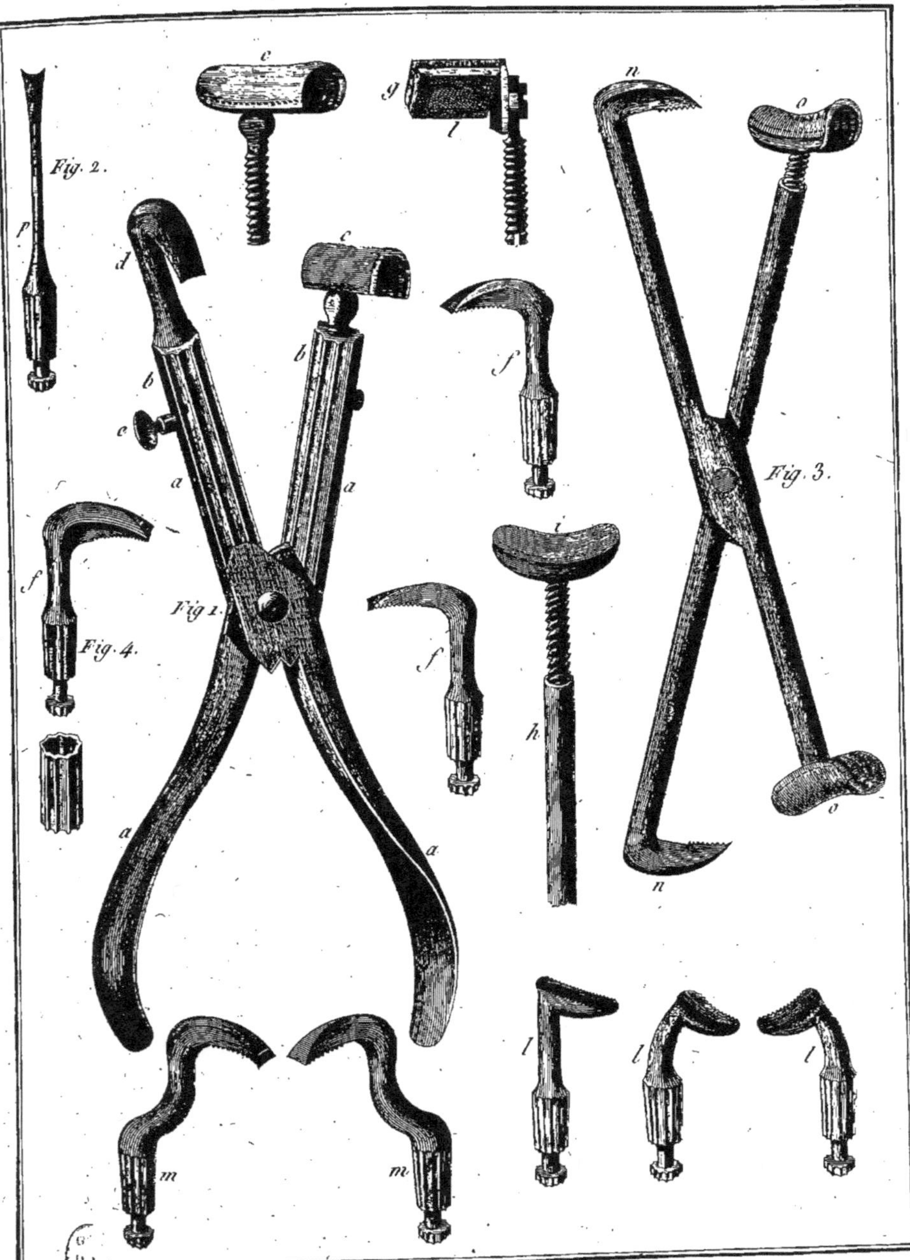

Pl. XLVI.
Fig. 2.
Fig. 1.
Fig. 3.
Fig. 4.
CHIRURGIE.

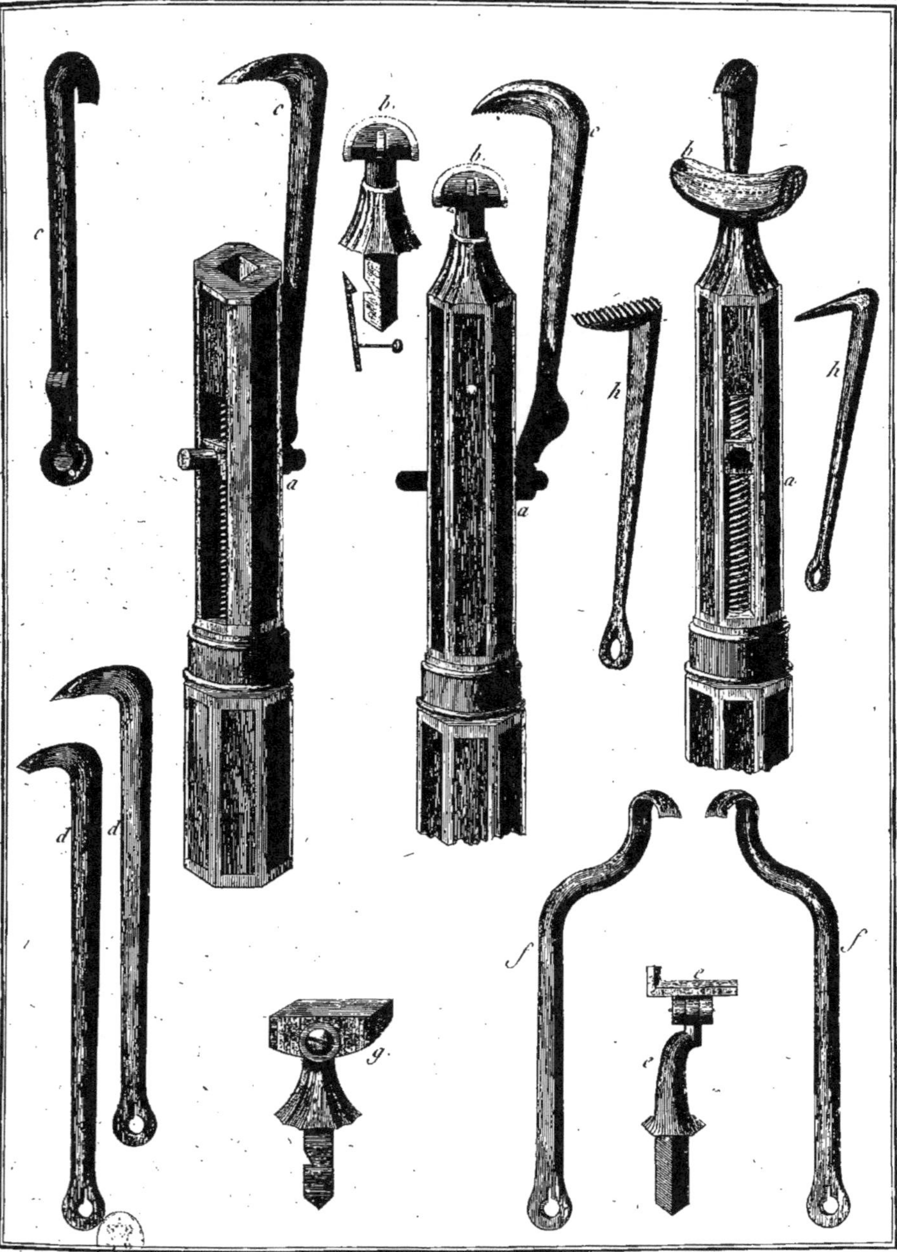

CHIRURGIE

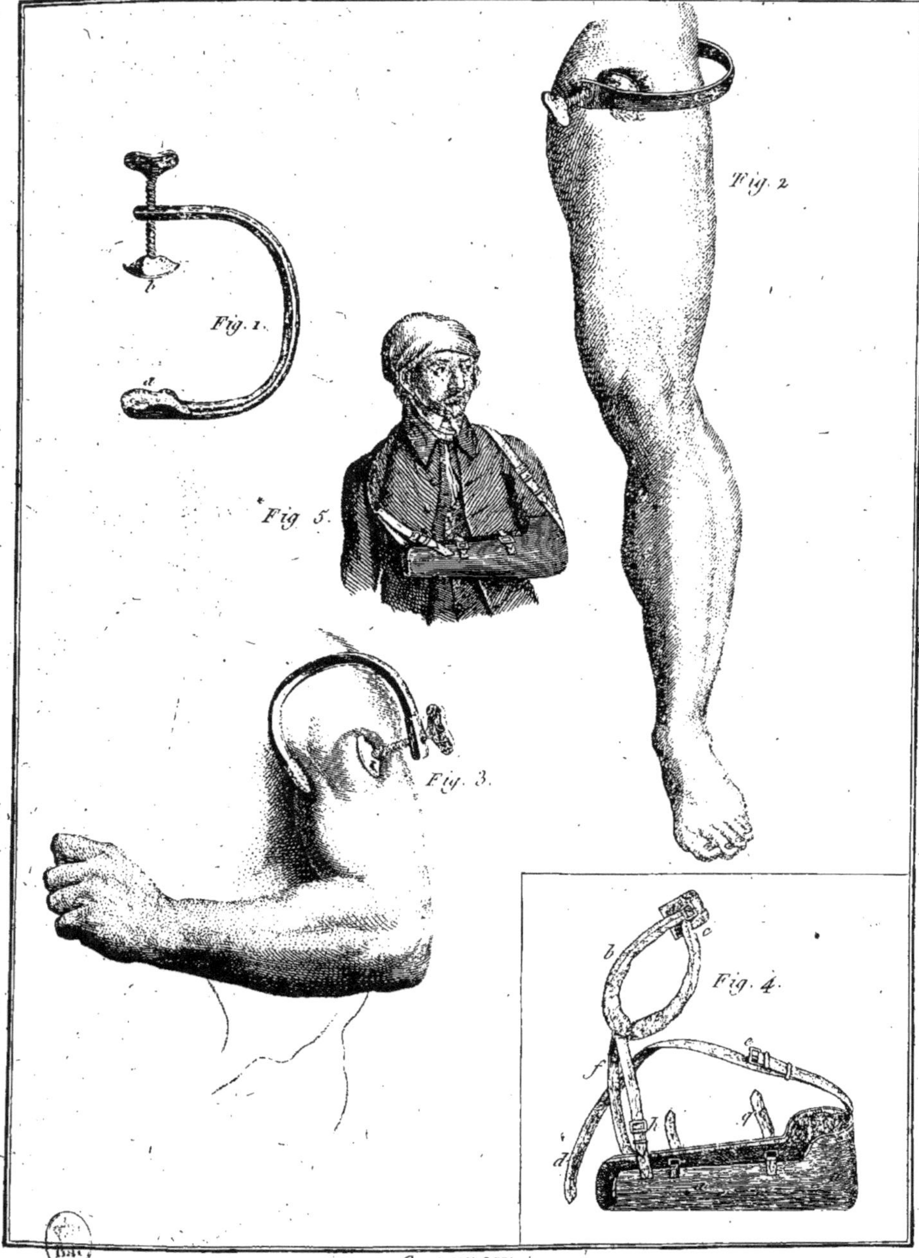

CHIRURGIE

Fig. 1.
a
a
b
c
Fig. 2.
Fig. 3.
a
b
i
g
h
h
d
f
c
Fig. 4.
l
e
Fig. 6.
c
d
d
c
a
Fig. 5.
d
b
c
c
a
e

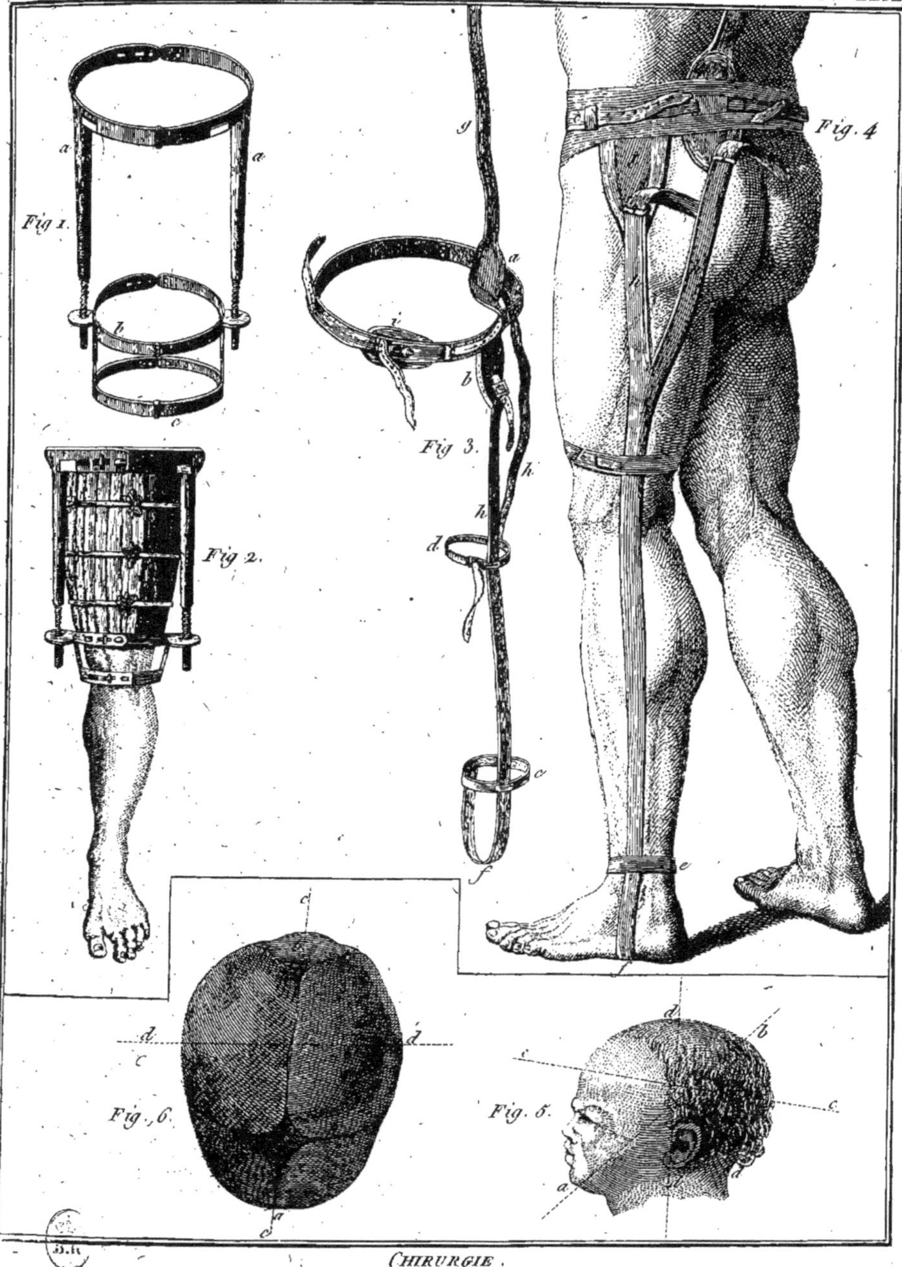

CHIRURGIE.

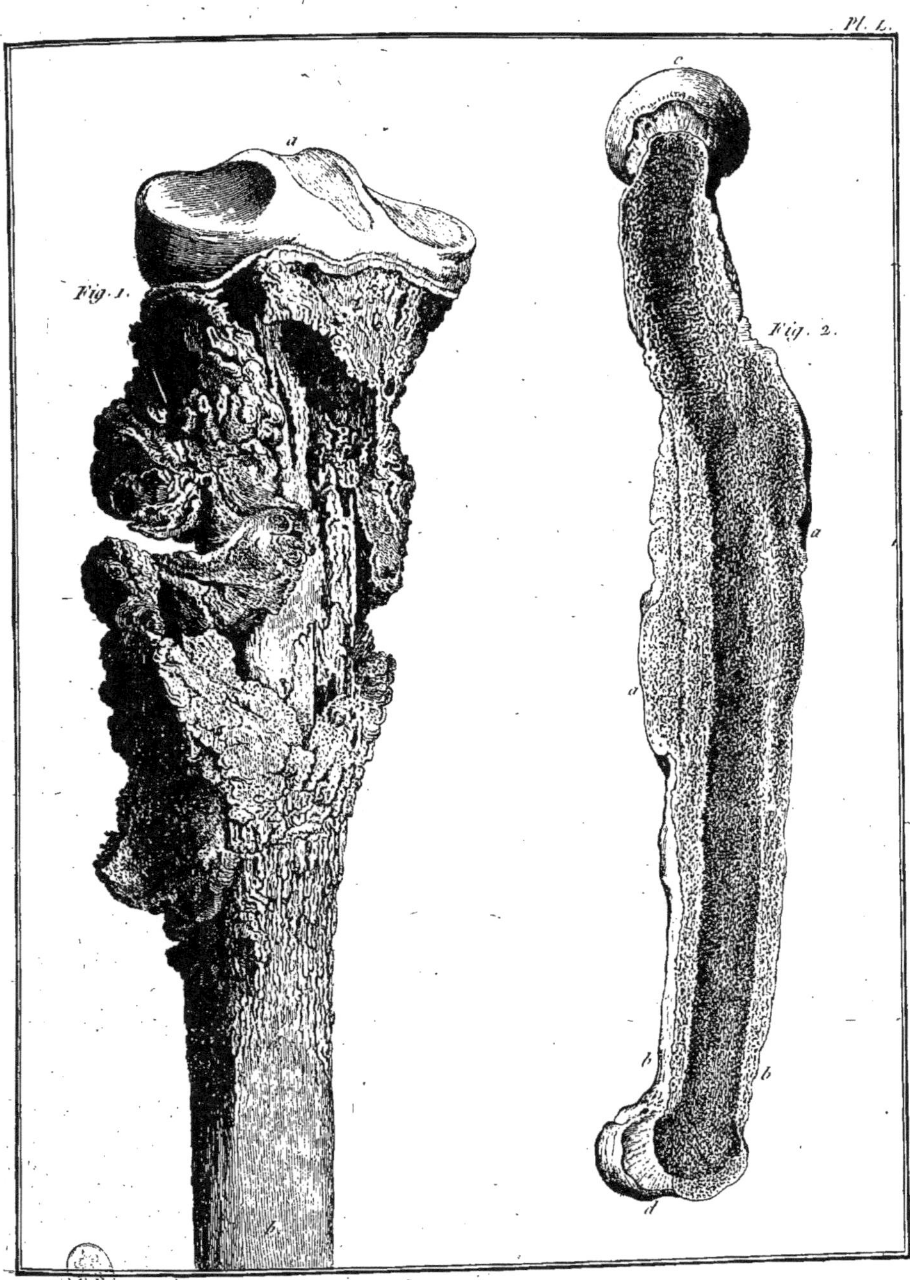

CHIRURGIE

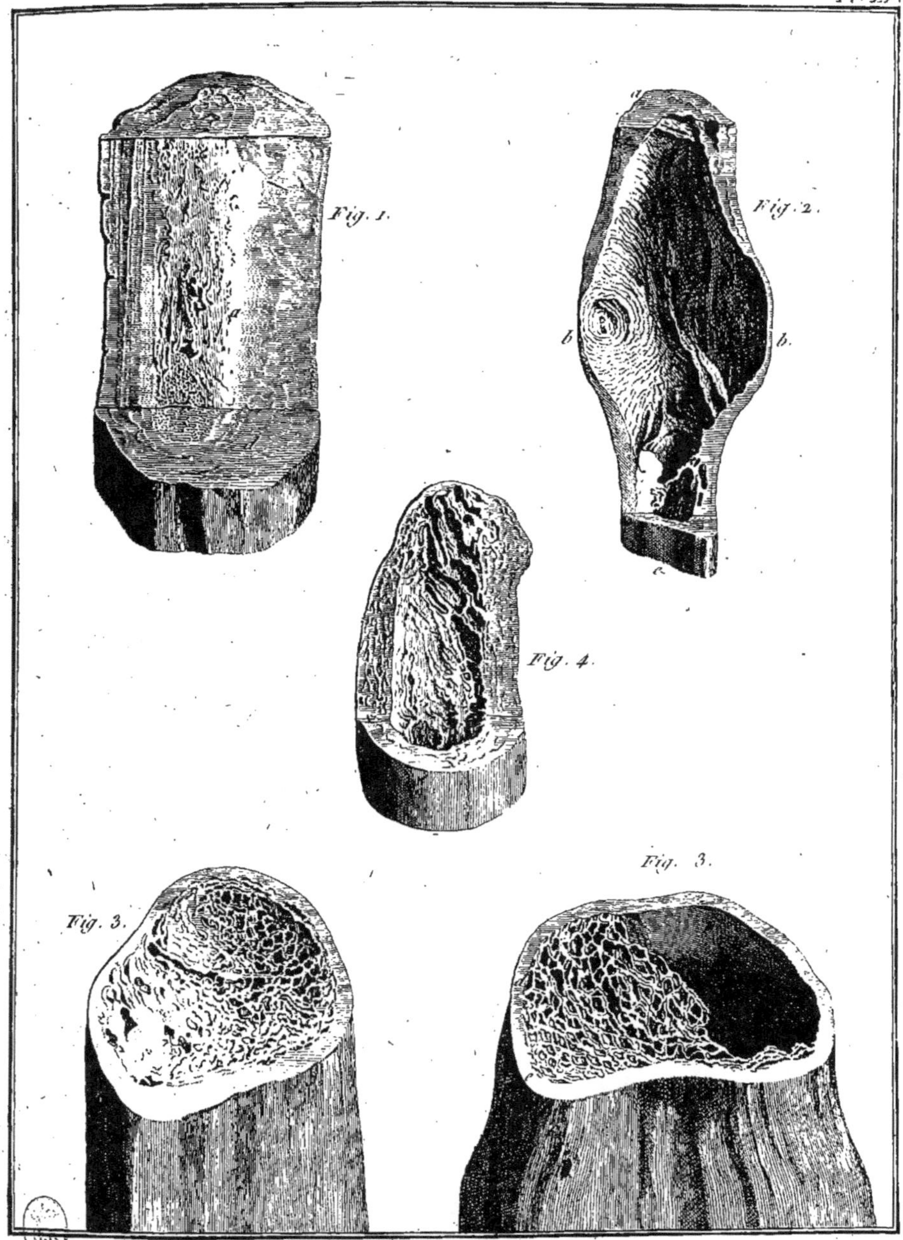

Fig. 1.

Fig. 2.

Fig. 4.

Fig. 3.

Fig. 3.

CHIRURGIE

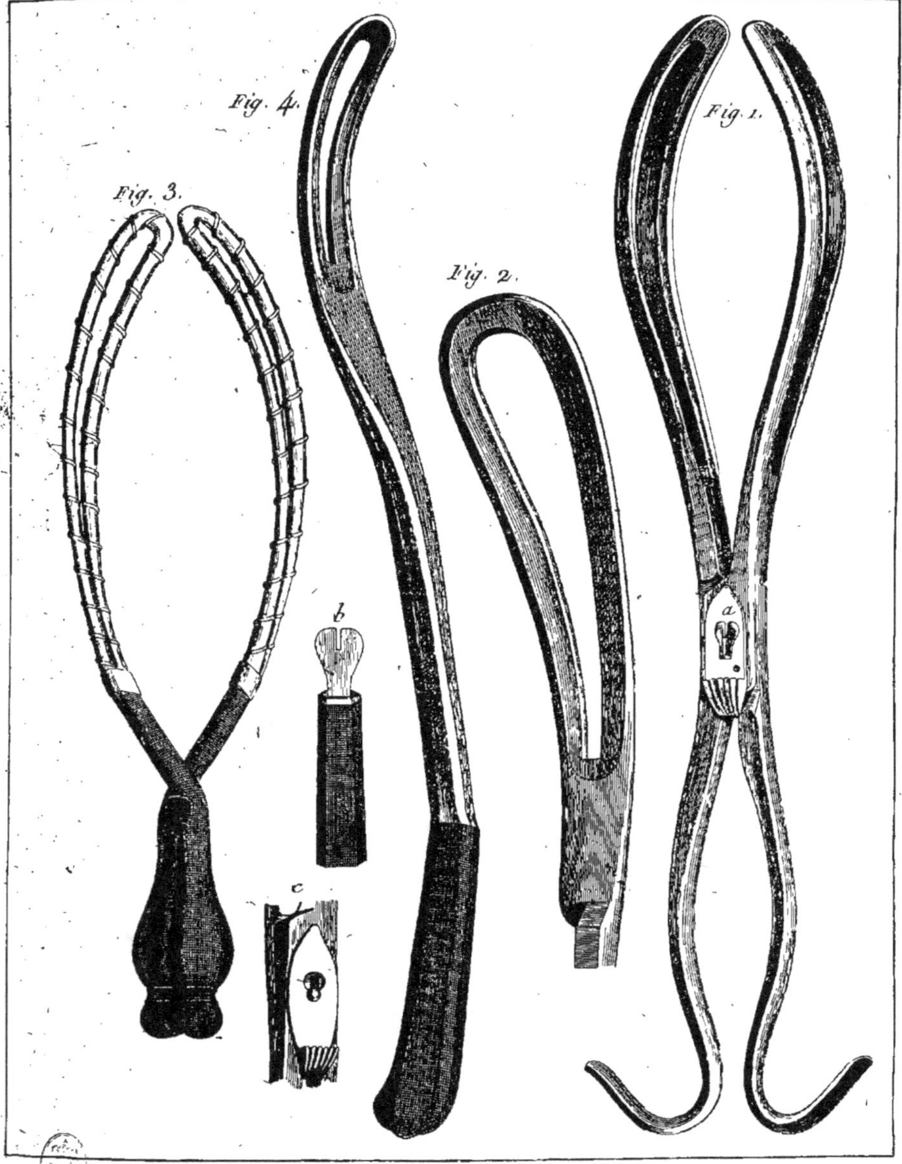

CHIRURGIE.

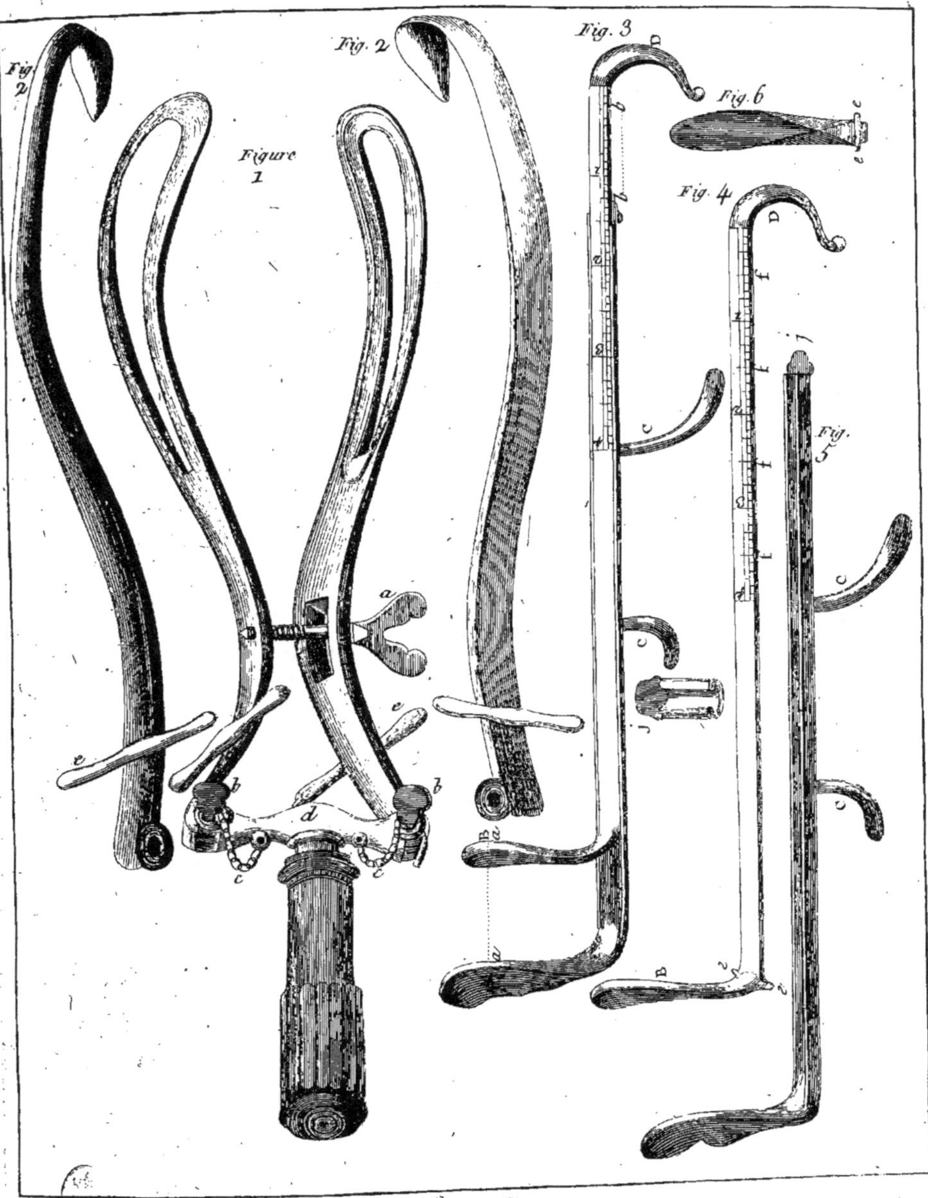

Fig. 2
Figure 1
Fig. 2
Fig. 3
Fig. 6
Fig. 4
Fig. 5
CHIRURGIE.
PL. LIV.

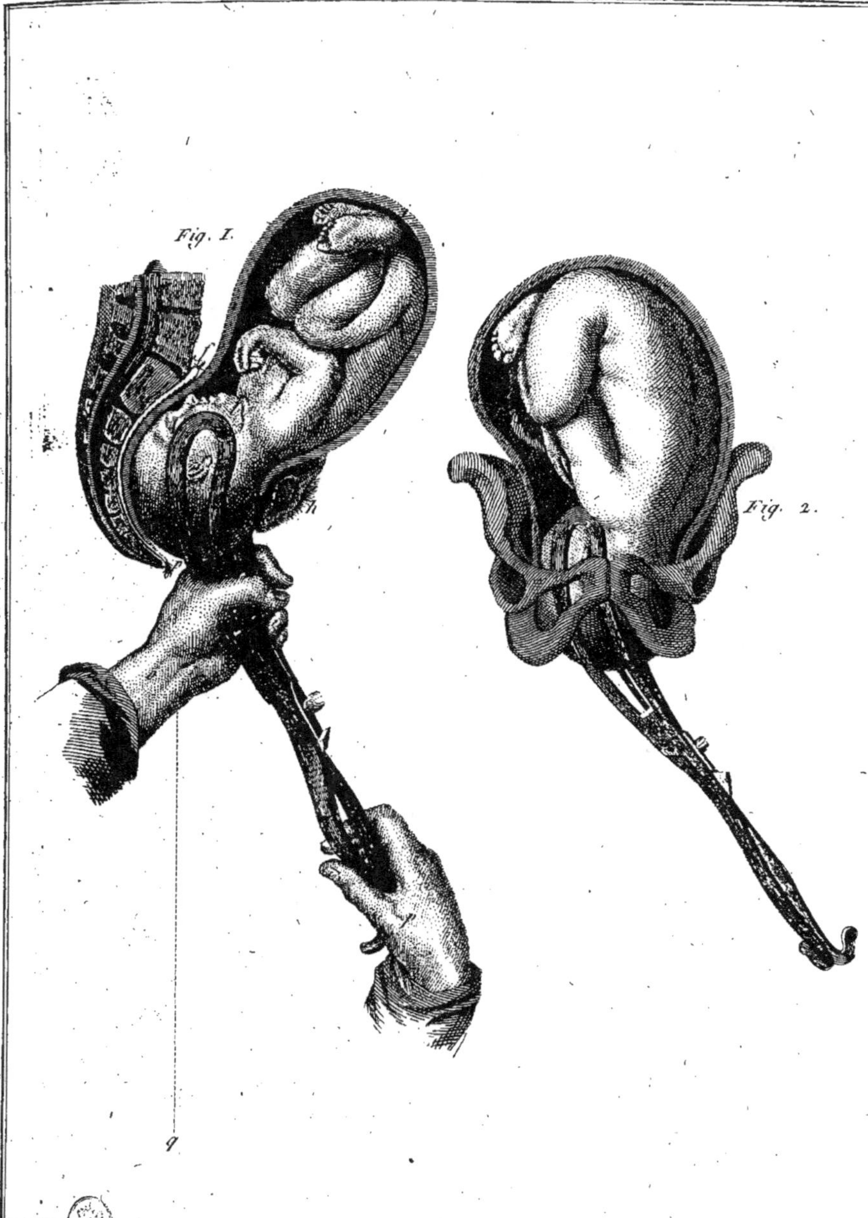
Fig. I.
Fig. 2.

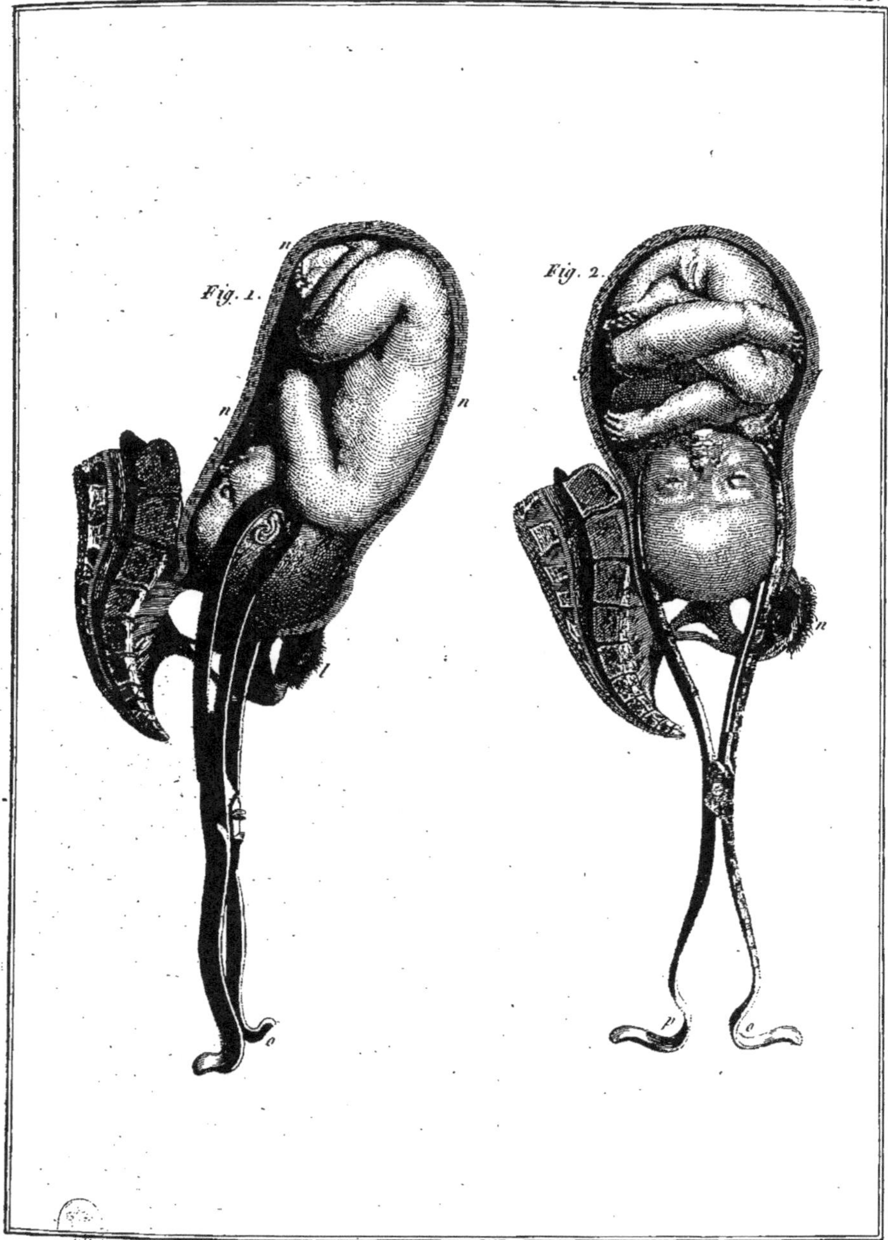

CHIRURGIE.

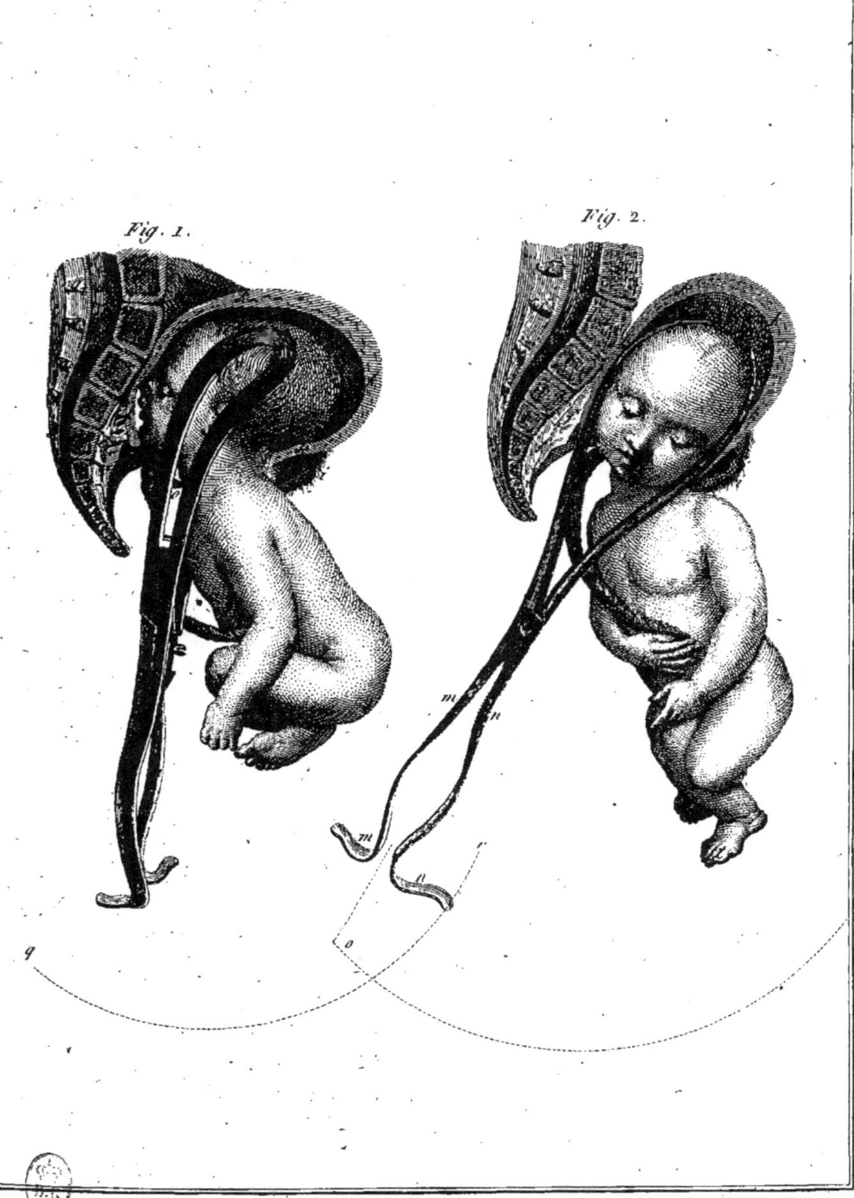

CHIRURGIE.

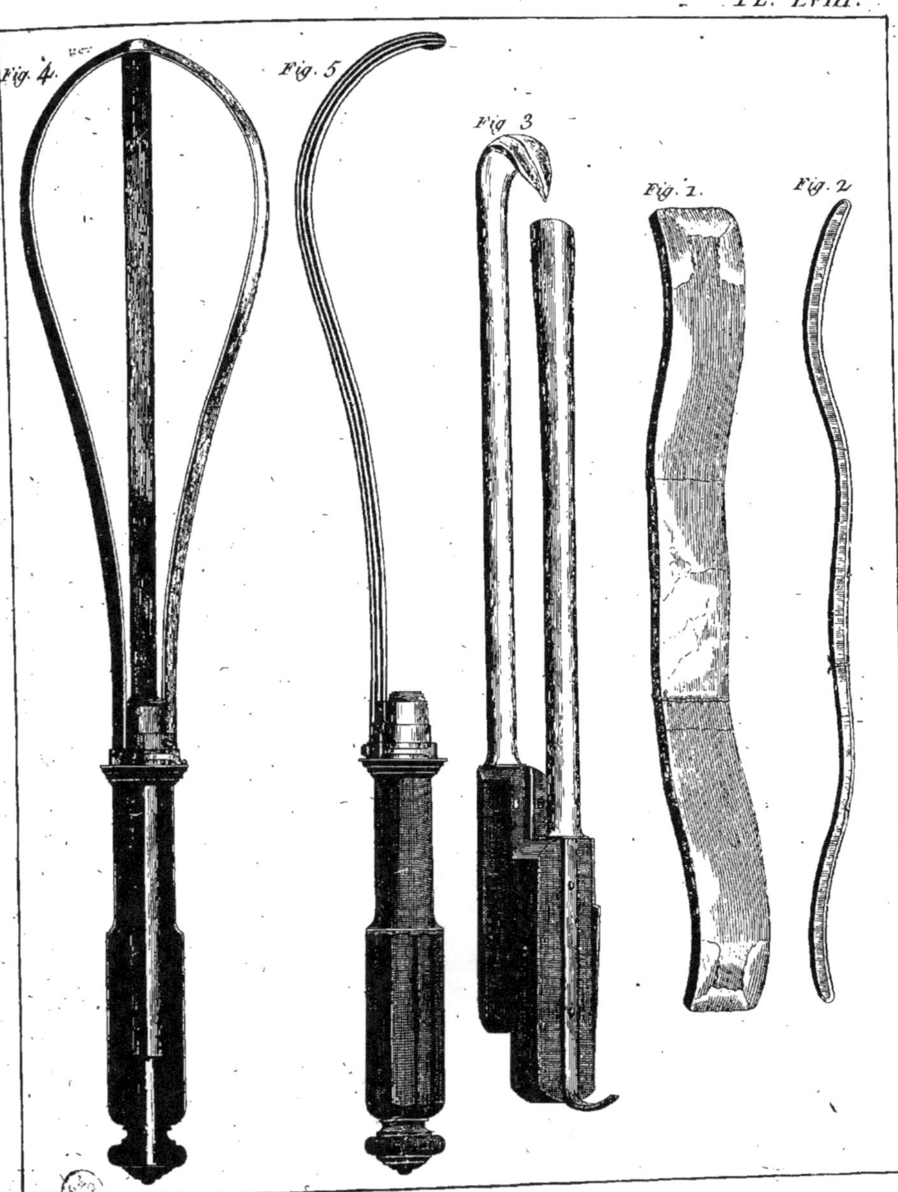

Fig. 4.
Fig. 5
Fig. 3
Fig. 1.
Fig. 2
CHIRURGIE.

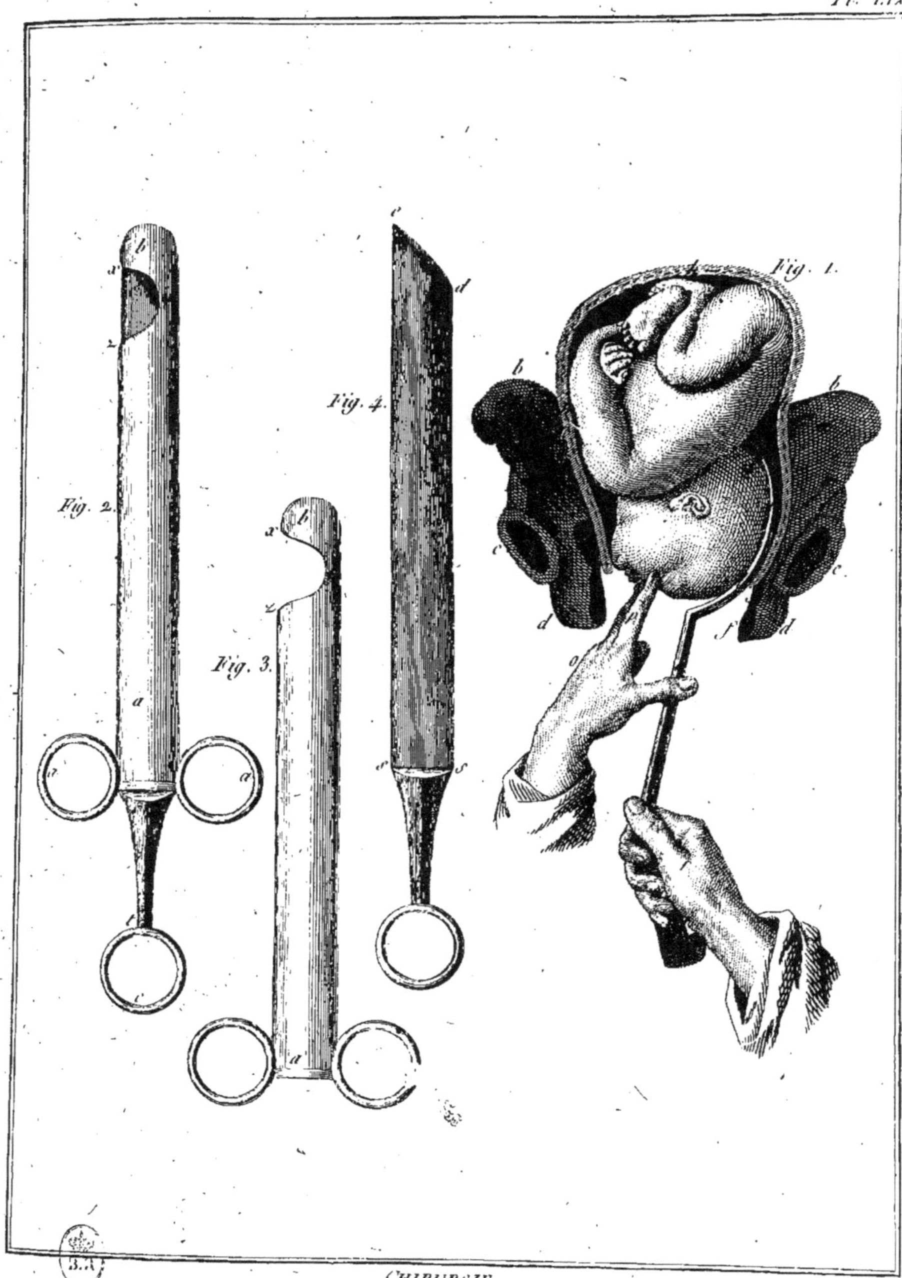

Pl. LIX.
Fig. 1.
Fig. 2.
Fig. 3.
Fig. 4.
CHIRURGIE.

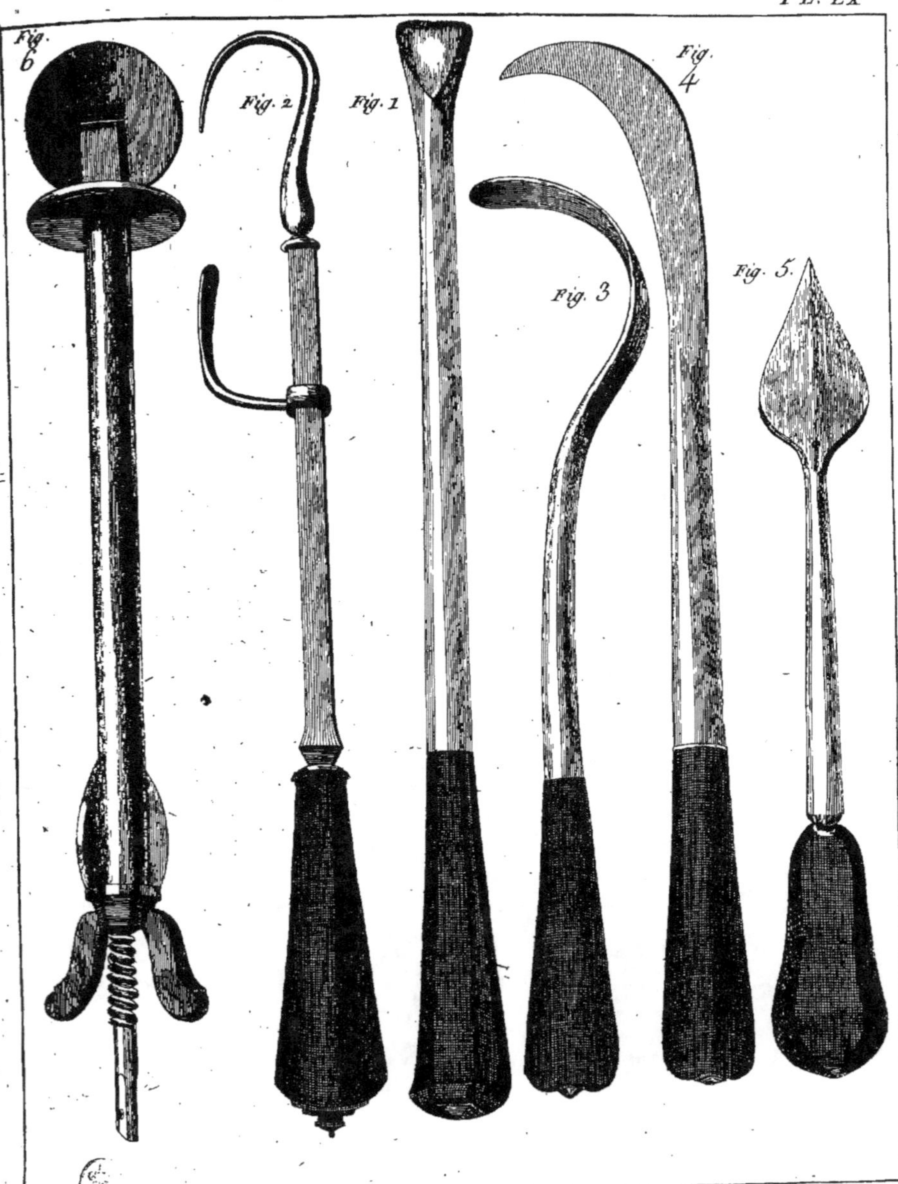

Chirurgie.

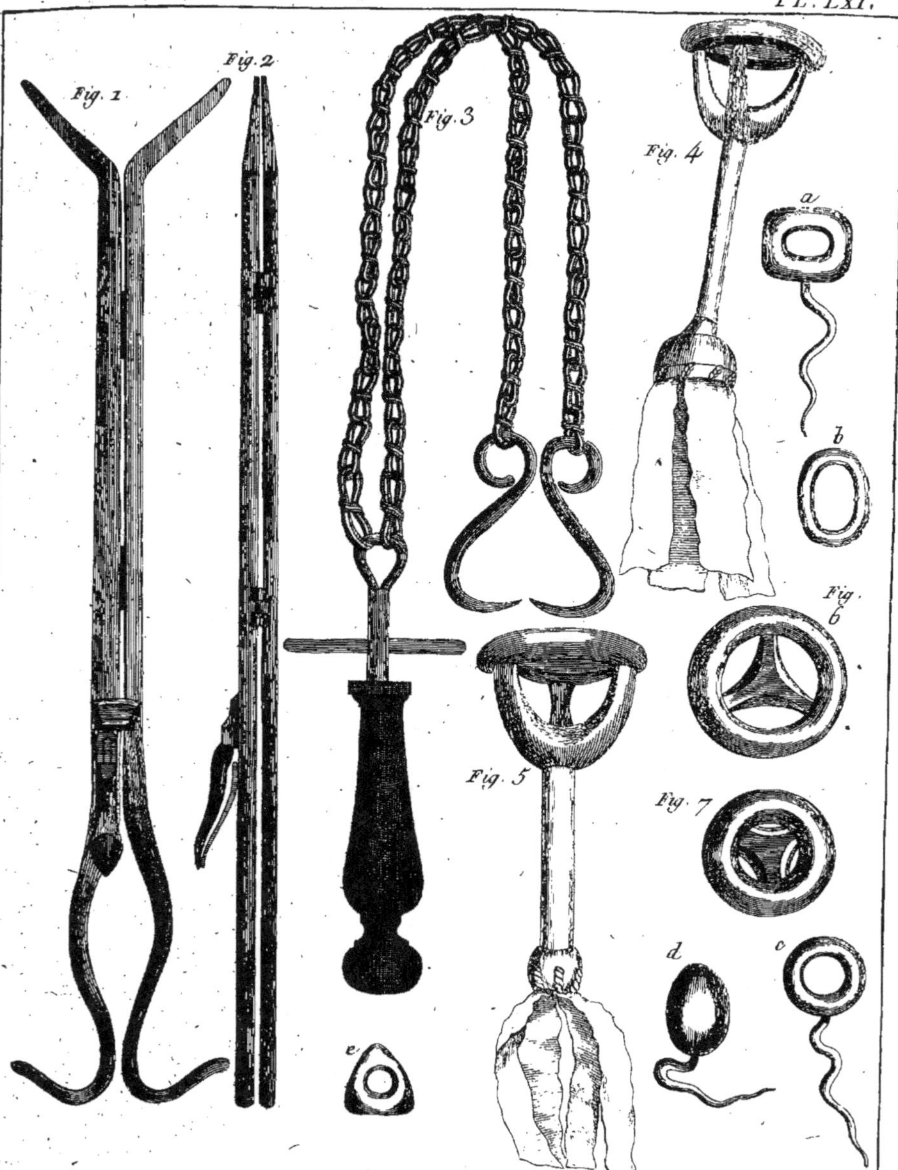

CHIRURGIE.

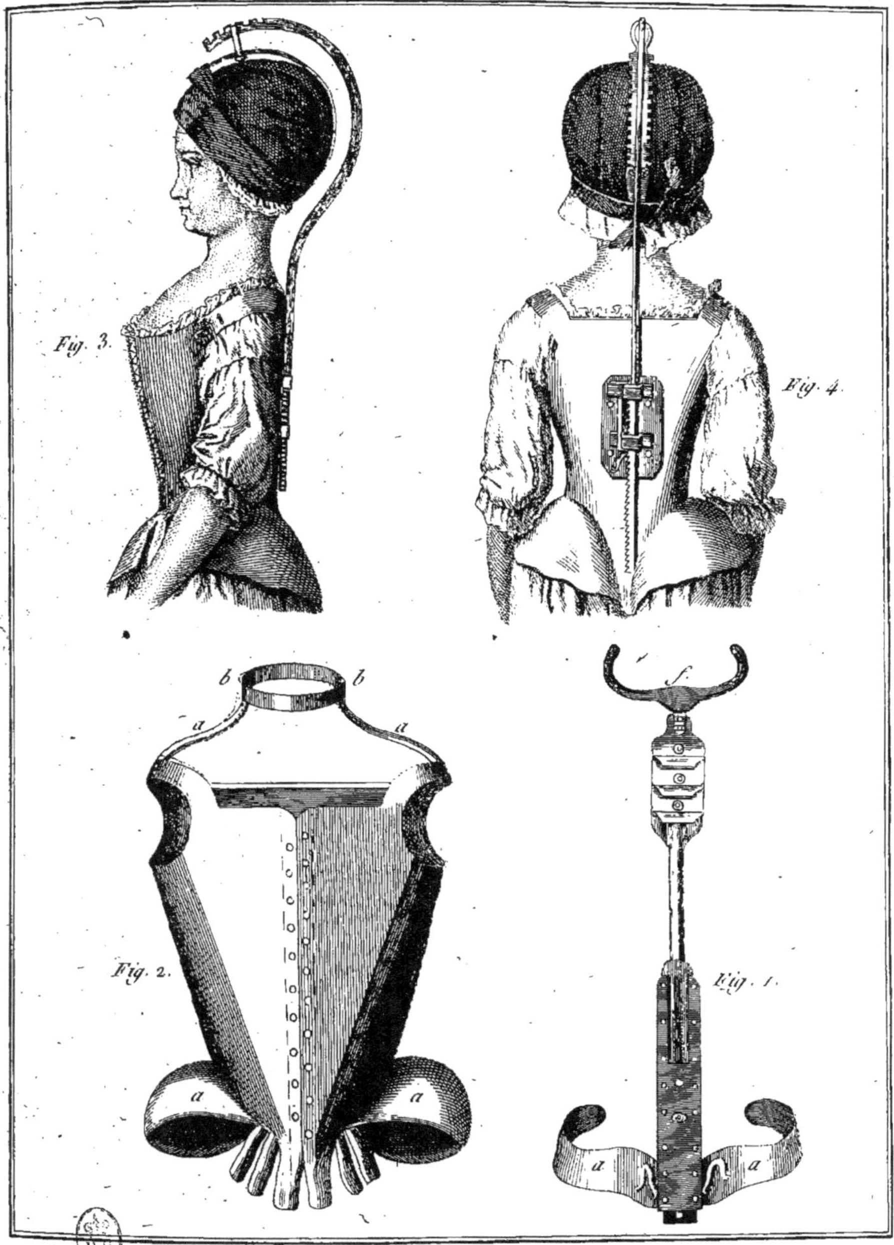

Chirurgie

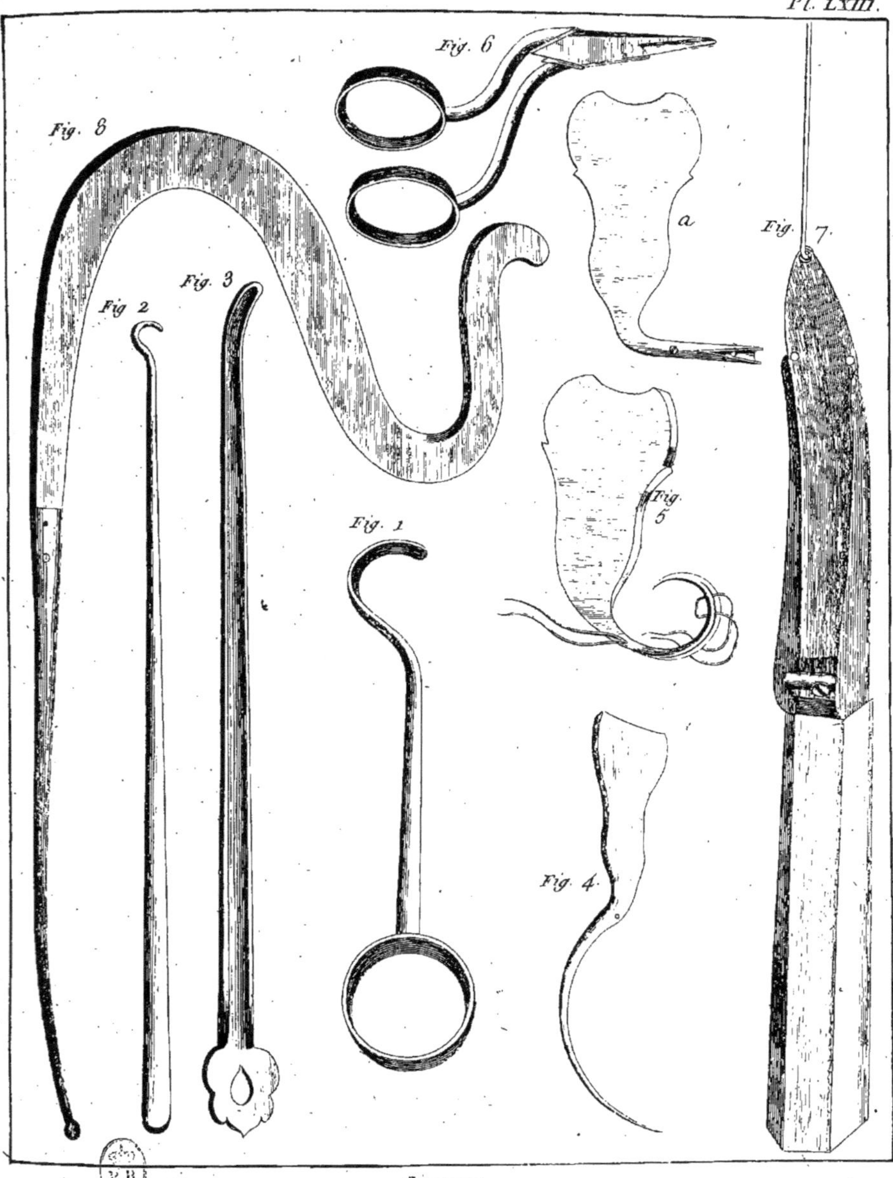

Pl. LXIII.
Fig. 6
Fig. 8
Fig. 2
Fig. 3
a
Fig. 7
Fig. 1
Fig. 5
Fig. 4
B.R
CHIRURGIE.

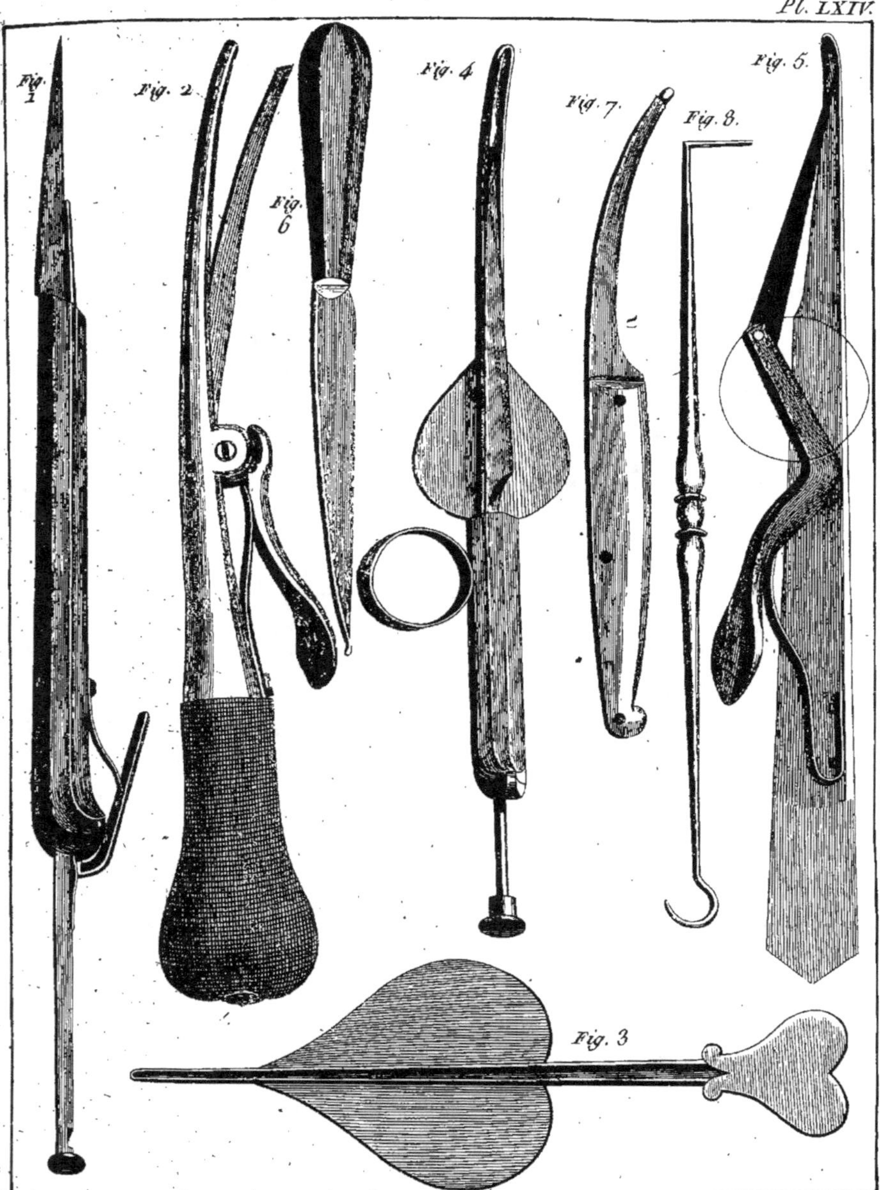

CHIRURGIE.

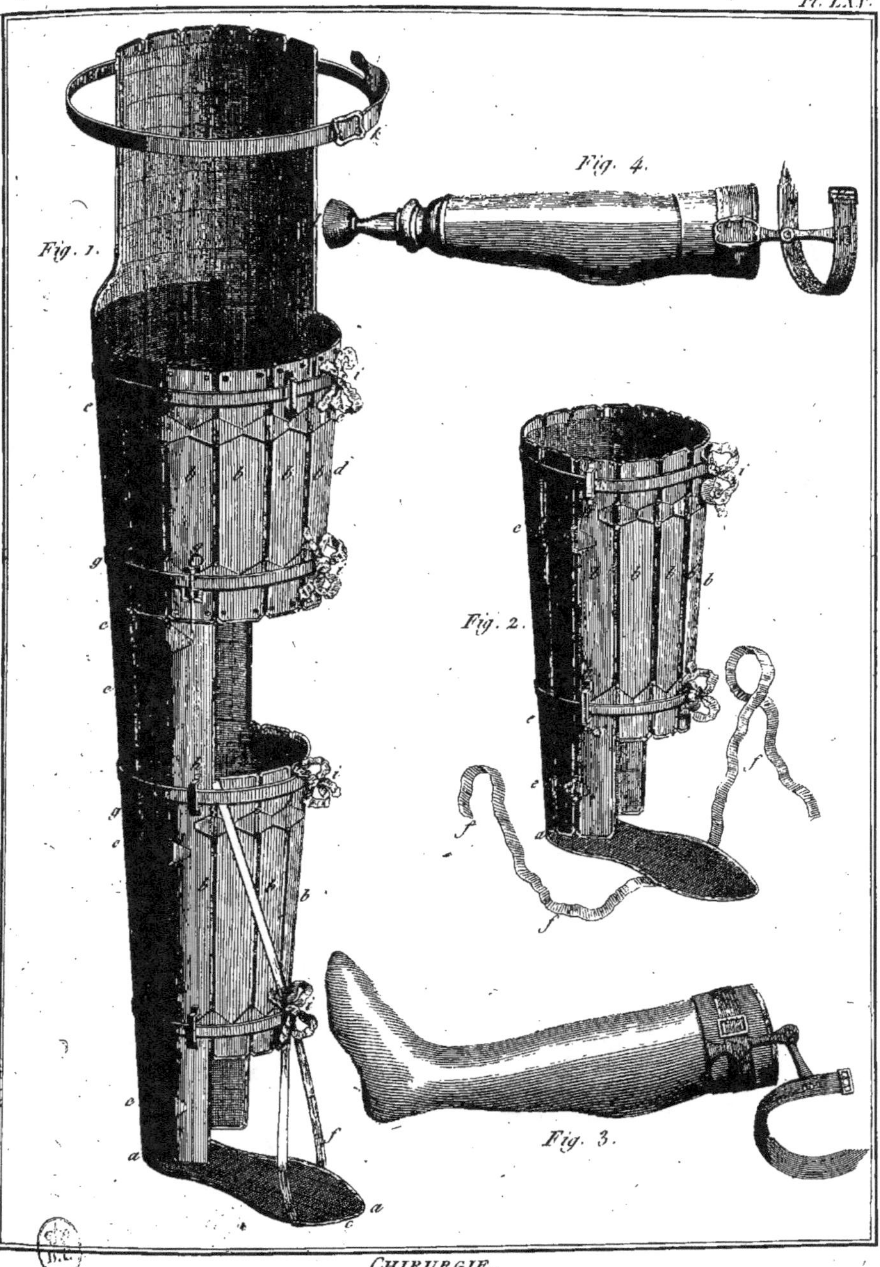
Pl. LXV.
Fig. 1.
Fig. 2.
Fig. 3.
Fig. 4.
CHIRURGIE.

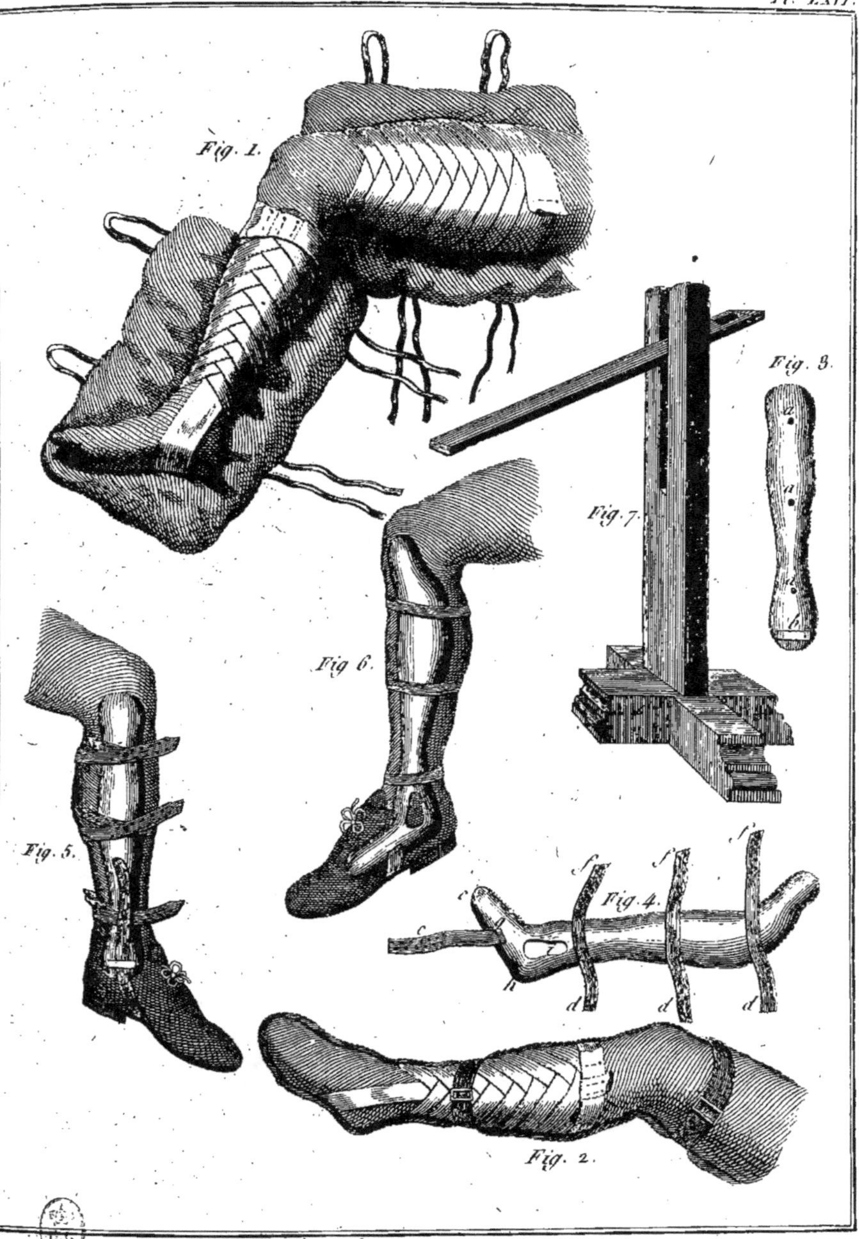

CHIRURGIE

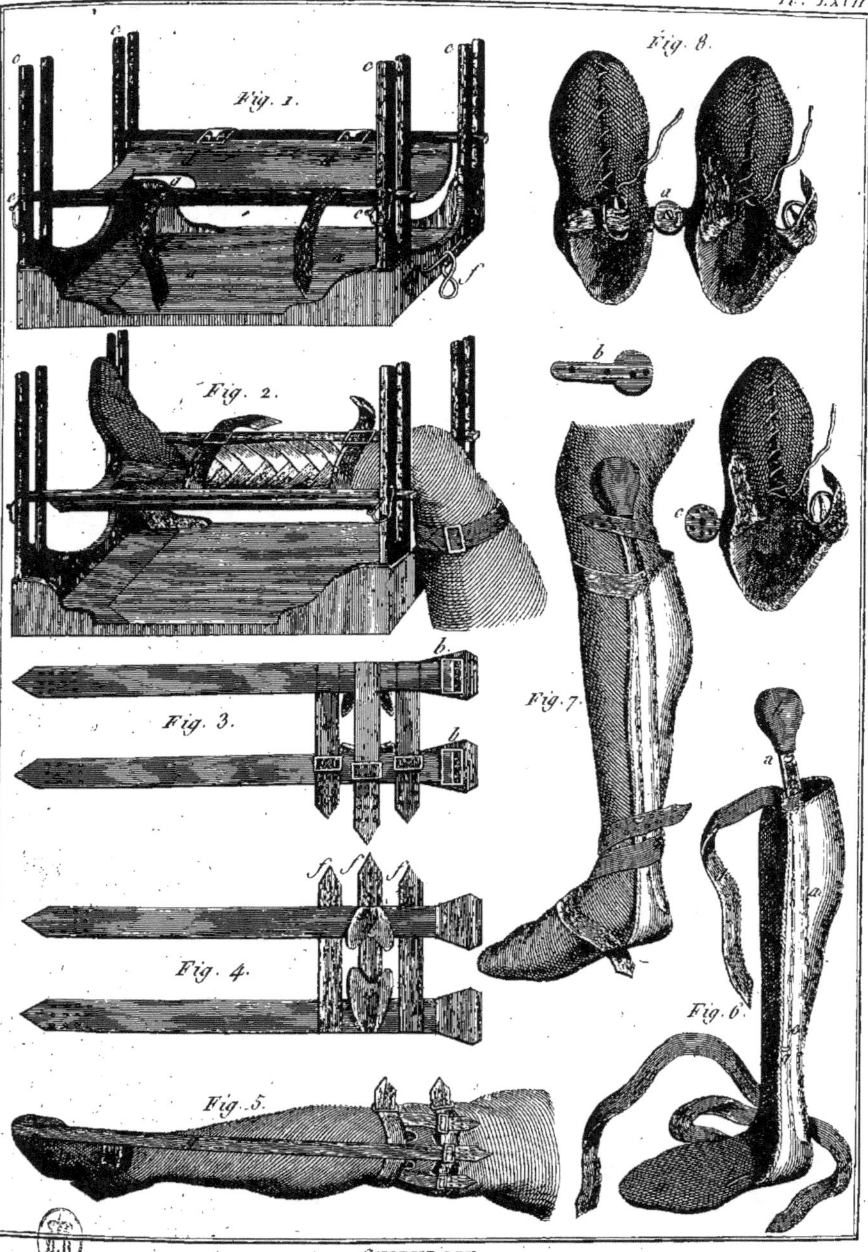

CHIRURGIE.

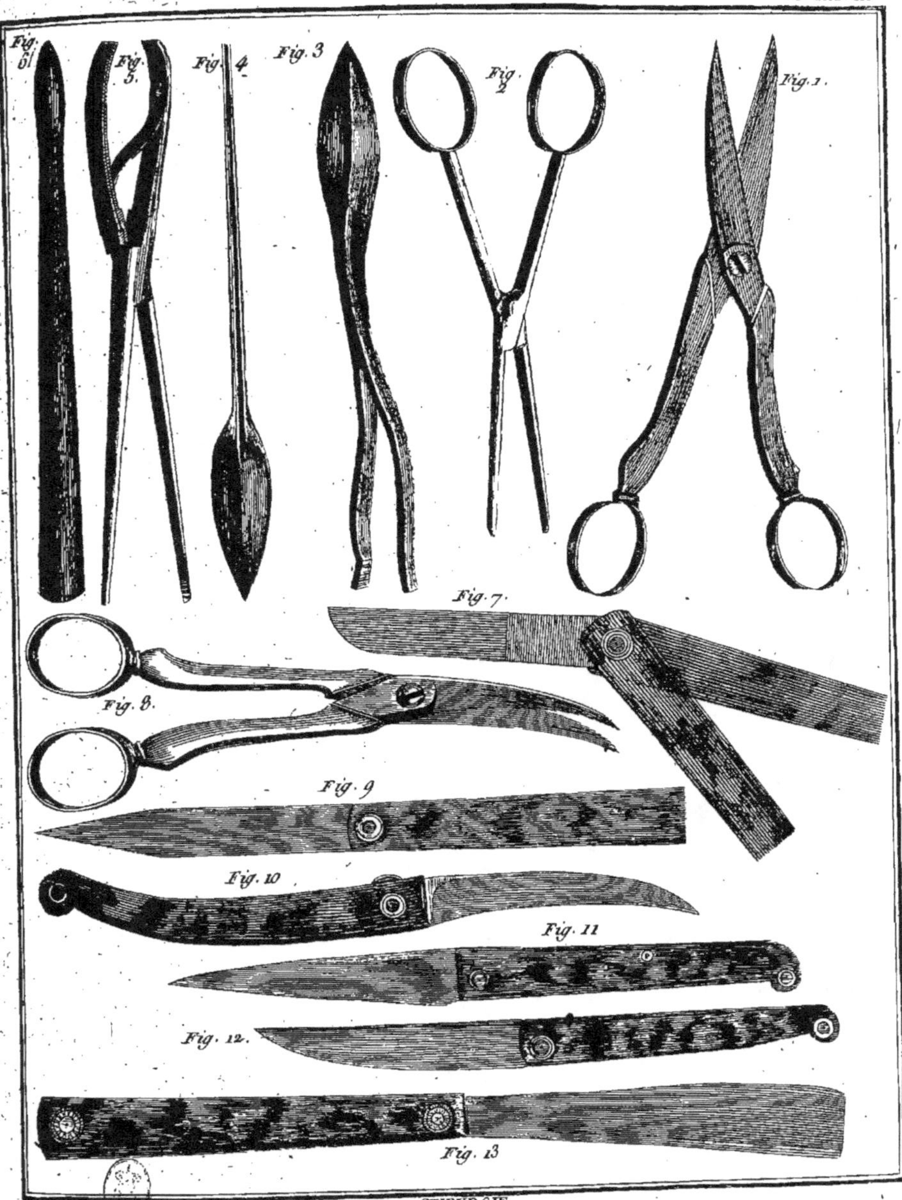
Fig. 6.
Fig. 5.
Fig. 4.
Fig. 3.
Fig. 2.
Fig. 1.
Fig. 7.
Fig. 8.
Fig. 9.
Fig. 10.
Fig. 11.
Fig. 12.
Fig. 13.
CHIRURGIE

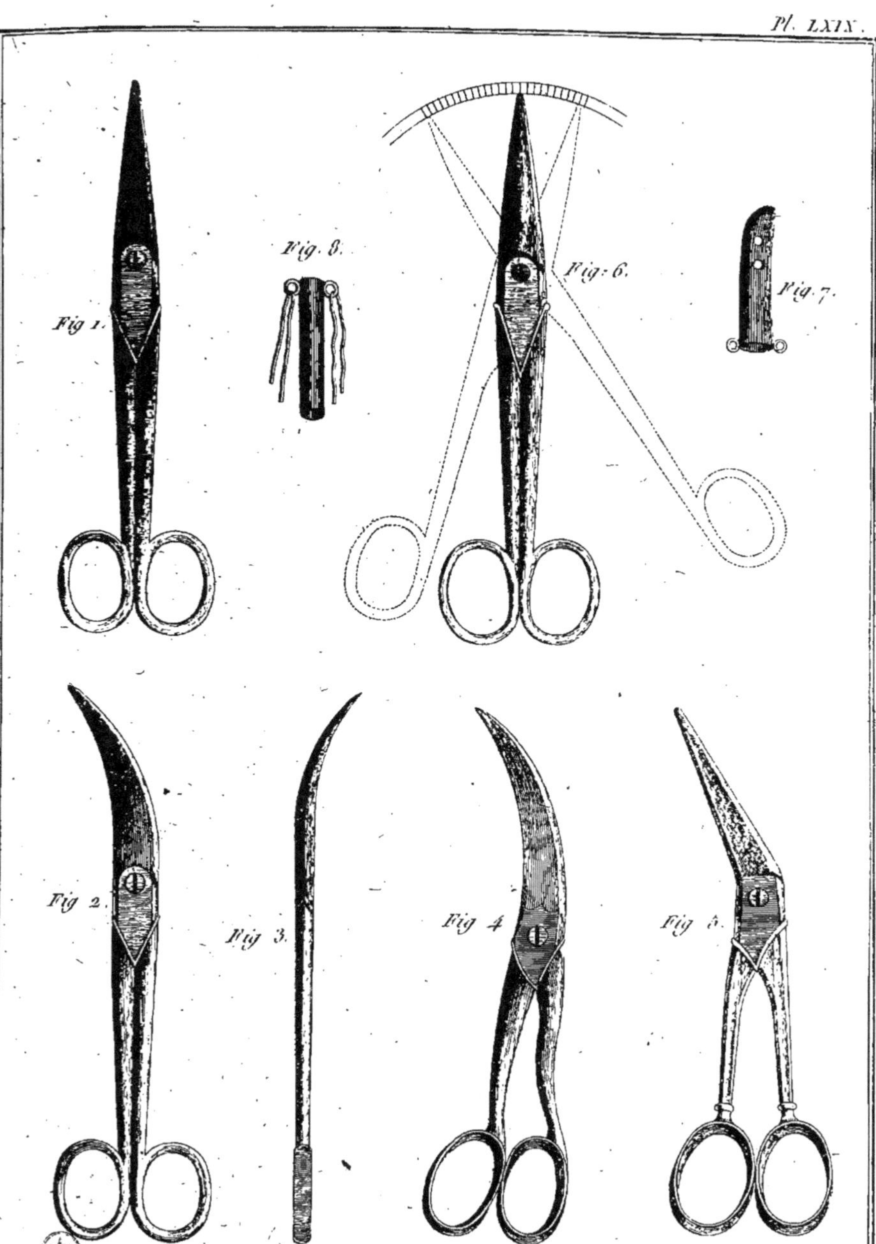

CHIRURGIE

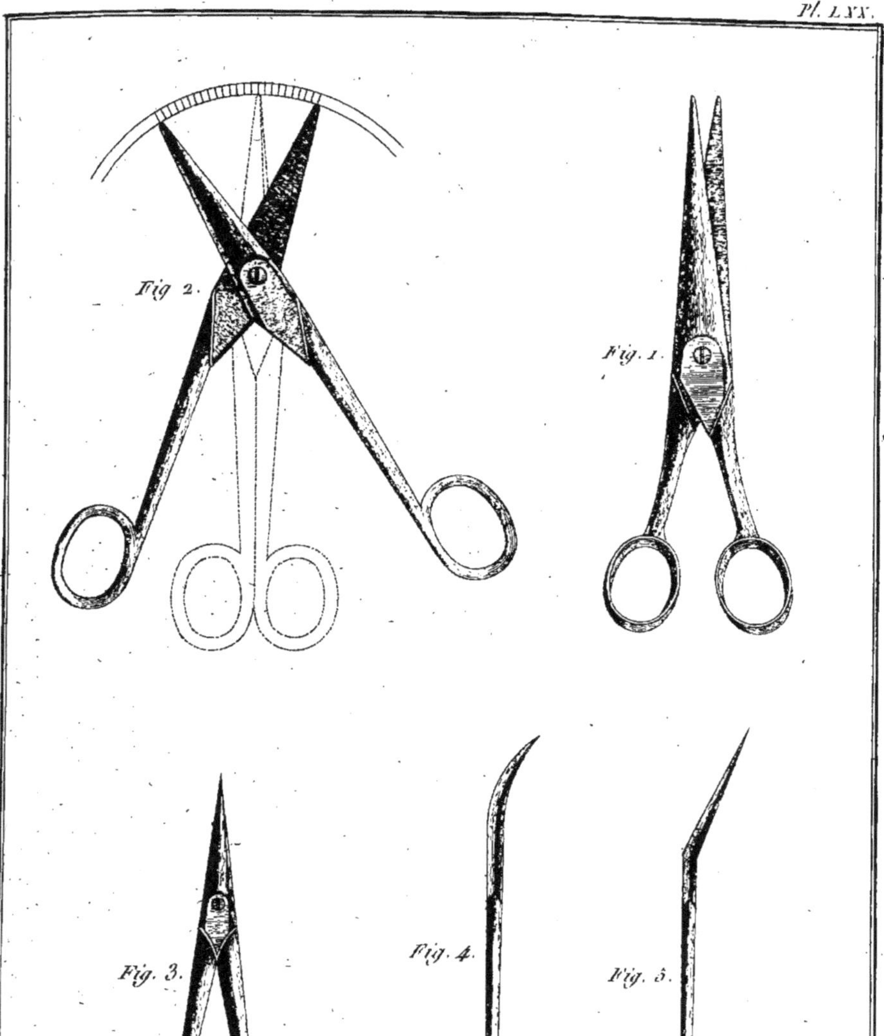

CHIRURGIE.

Fig. 1.
Fig. 2.
Fig. 3.
Fig. 4.
Fig. 5.
Fig. 6.
Fig. 7.
Fig. 8.
Fig. 9.
Fig. 10.
Fig. 11.
Fig. 12.
Fig. 13.
Fig. 14.
Fig. 15.

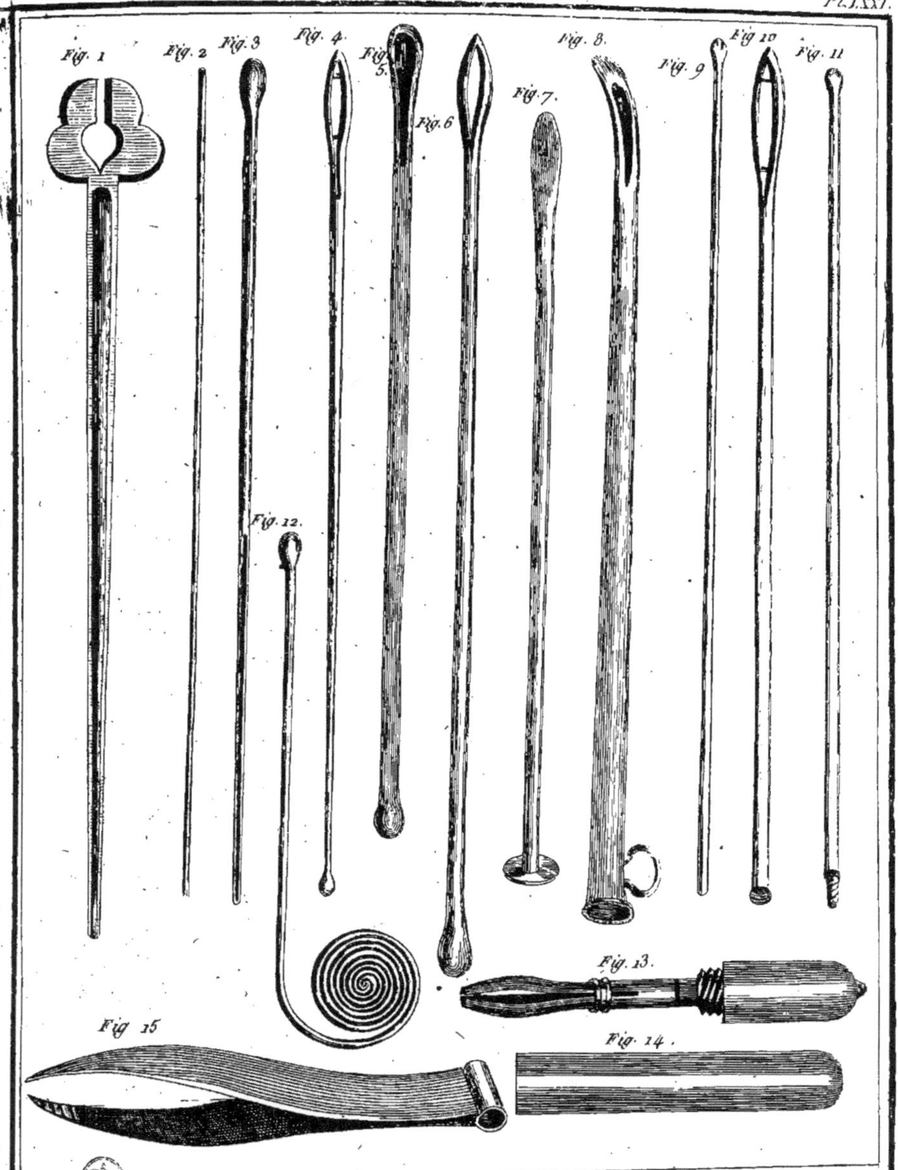

CHIRURGIE.

Fig. 1
Fig. 2
Fig. 3
Fig. 4
Fig. 5
Fig. 6
Fig. 7
Fig. 8
Fig. 9
Fig. 10
Fig. 11
Fig. 12
a
b
c
d

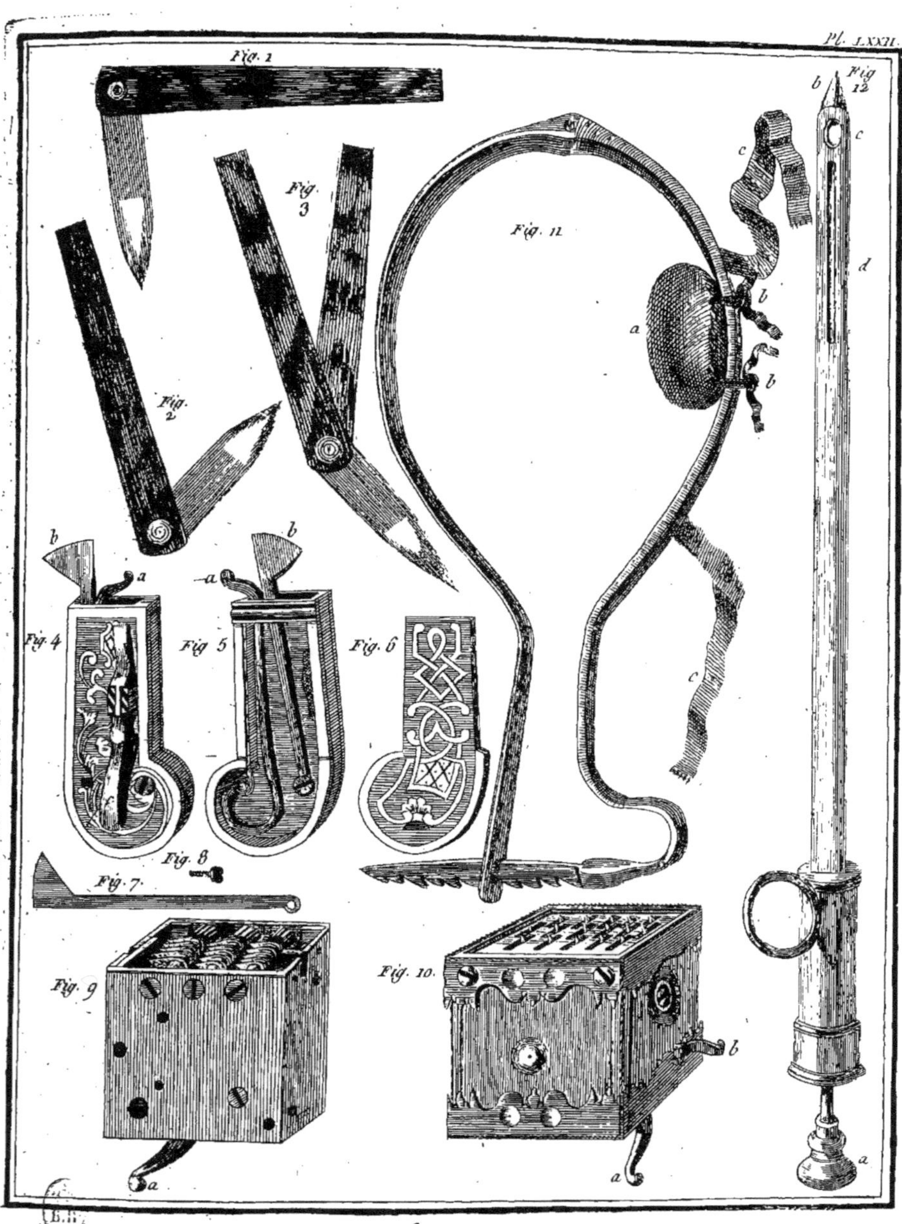

CHIRURGIE.

Pl. LXXIII.
Fig. 1.
Fig. 2.
Fig. 3.
Fig. 4.
Fig. 5.
Fig. 6.
Fig. 7.
Fig. 8.
Fig. 9.
Fig. 10.
Fig. 11.
Fig. 12.
Fig. 13.
Fig. 14.
Fig. 15.
a
b
c

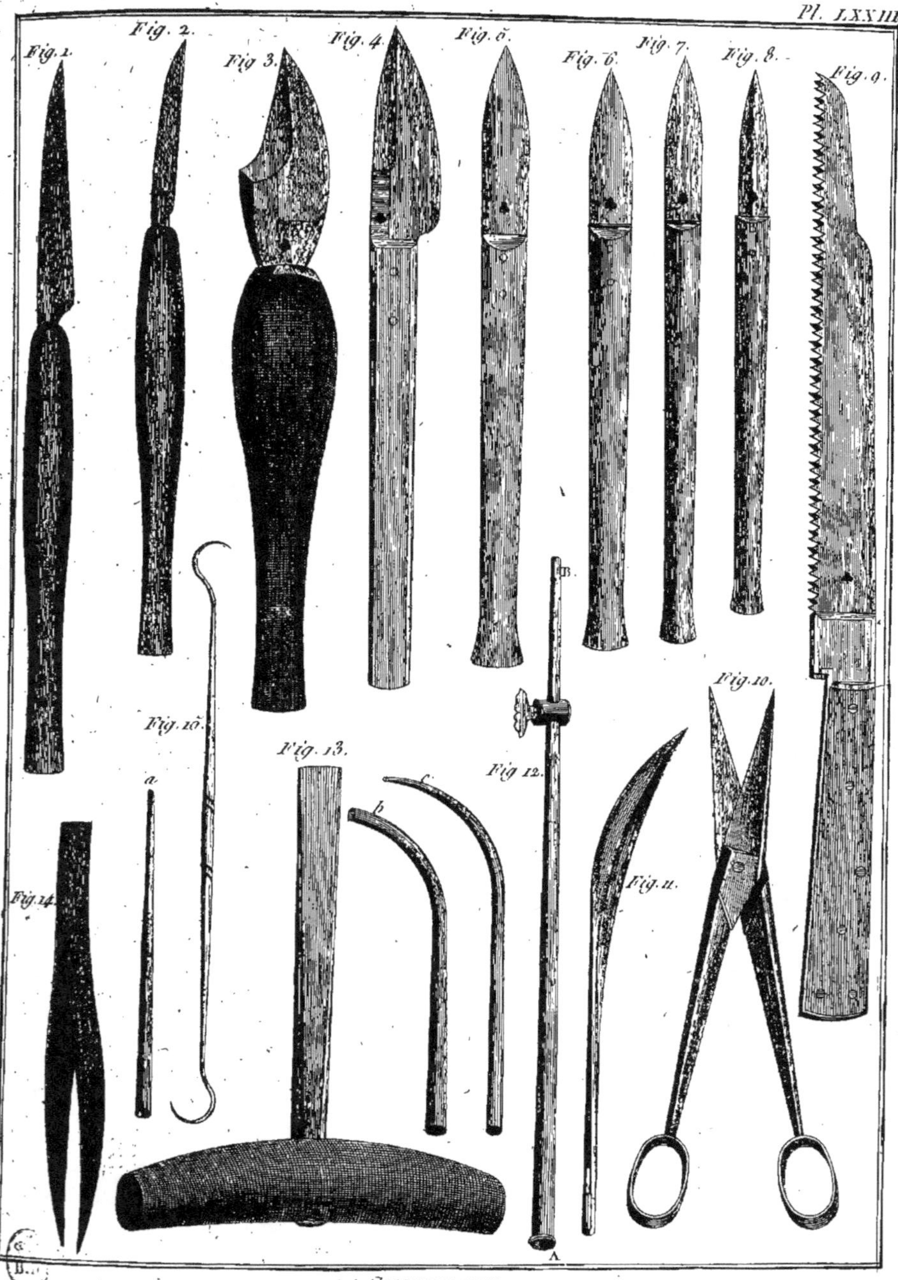

CHIRURGIE

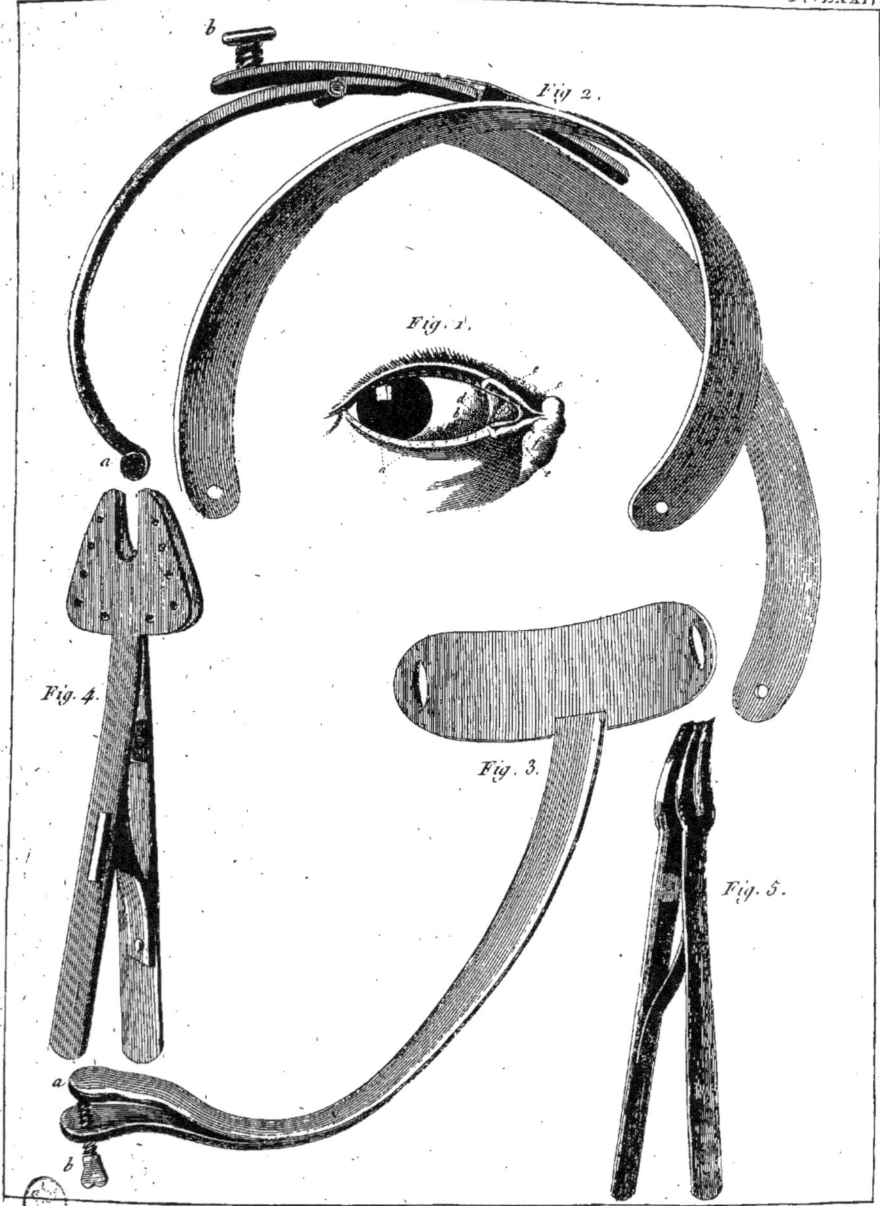

CHIRURGIE.

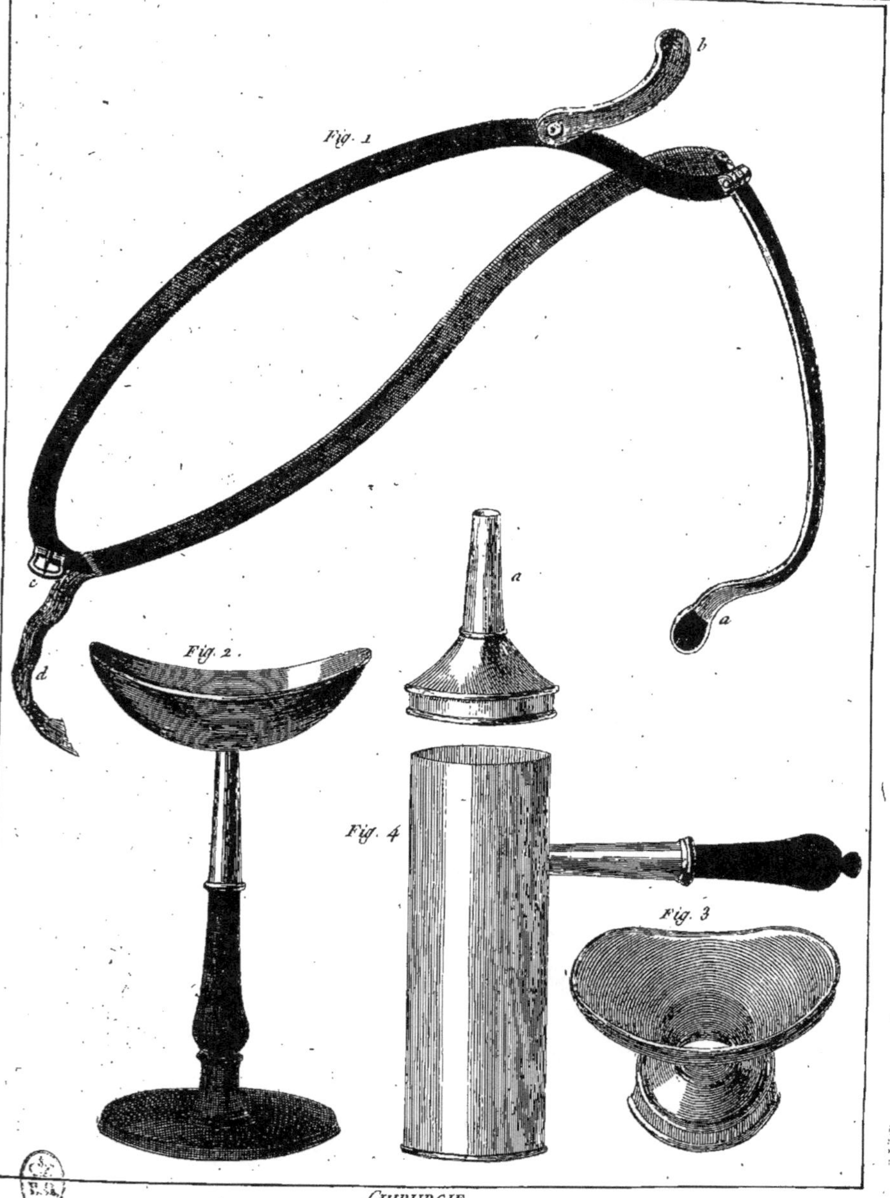

CHIRURGIE.

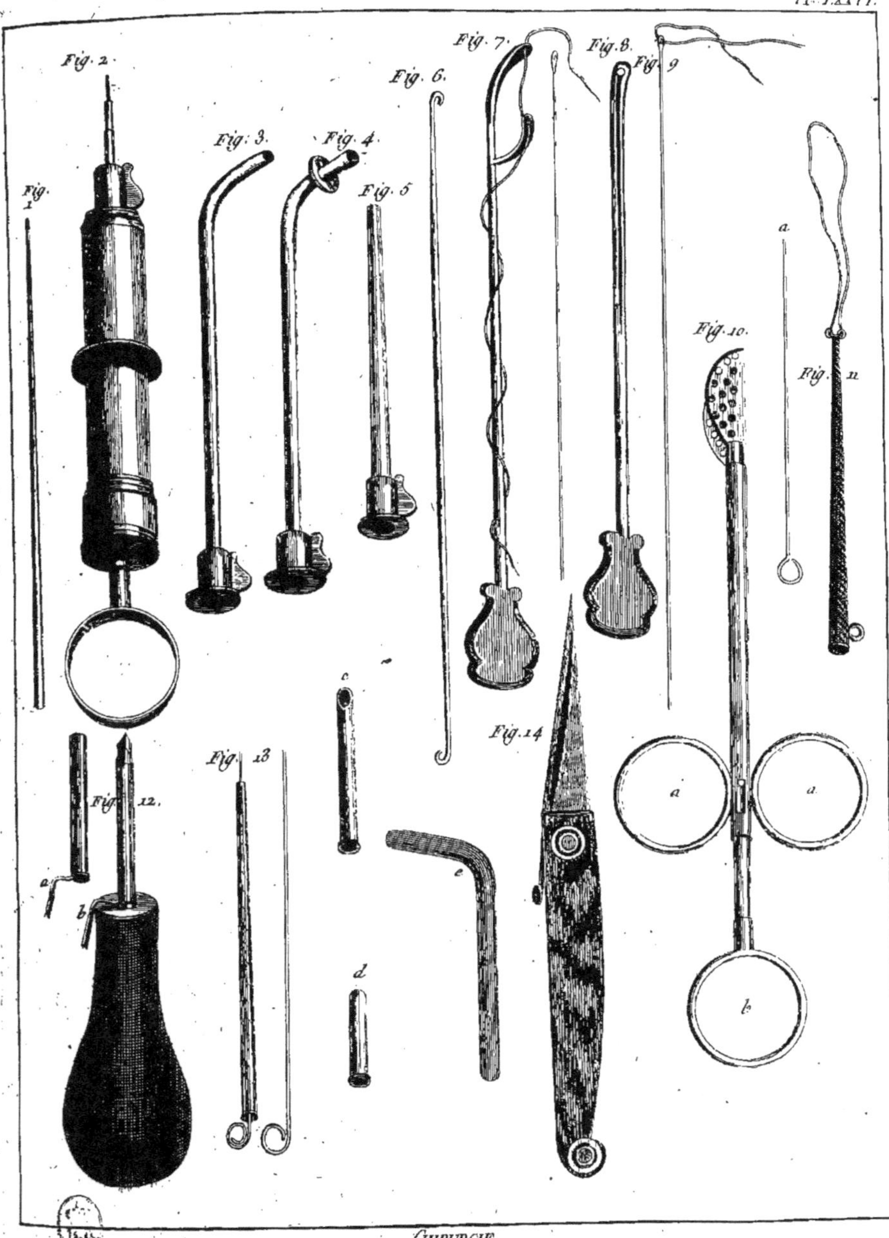

Pl. LXXVI.
Fig. 1.
Fig. 2.
Fig. 3.
Fig. 4.
Fig. 5.
Fig. 6.
Fig. 7.
Fig. 8.
Fig. 9.
Fig. 10.
Fig. 11.
Fig. 12.
Fig. 13.
Fig. 14.
a
b
c
d
e
a
a
b
CHIRURGIE.

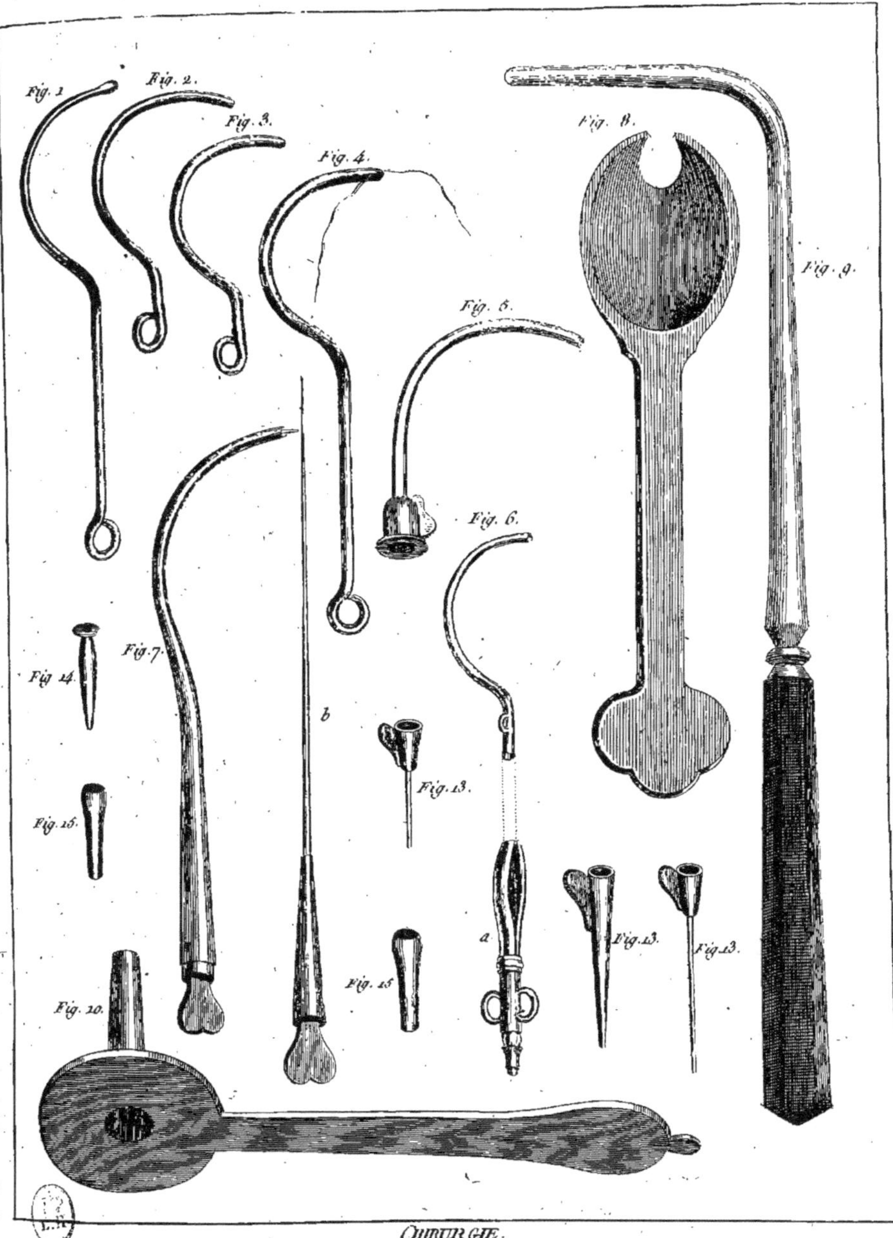

Fig. 1.
Fig. 2.
Fig. 3.
Fig. 4.
Fig. 5.
Fig. 6.
Fig. 7.
Fig. 8.
Fig. 9.
Fig. 10.
Fig. 13.
Fig. 13.
Fig. 13.
Fig. 14.
Fig. 15.
Fig. 15.
a
b

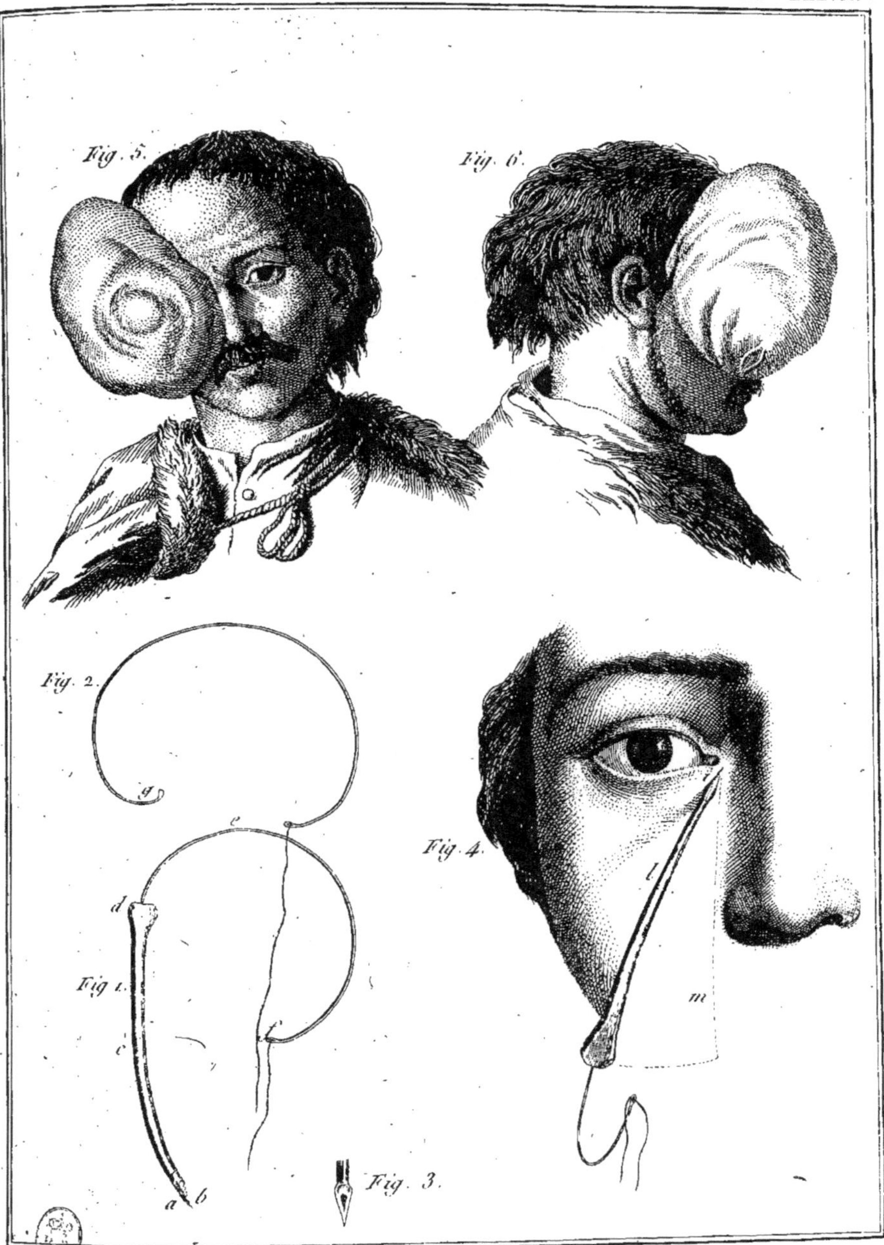

CHIRURGIE

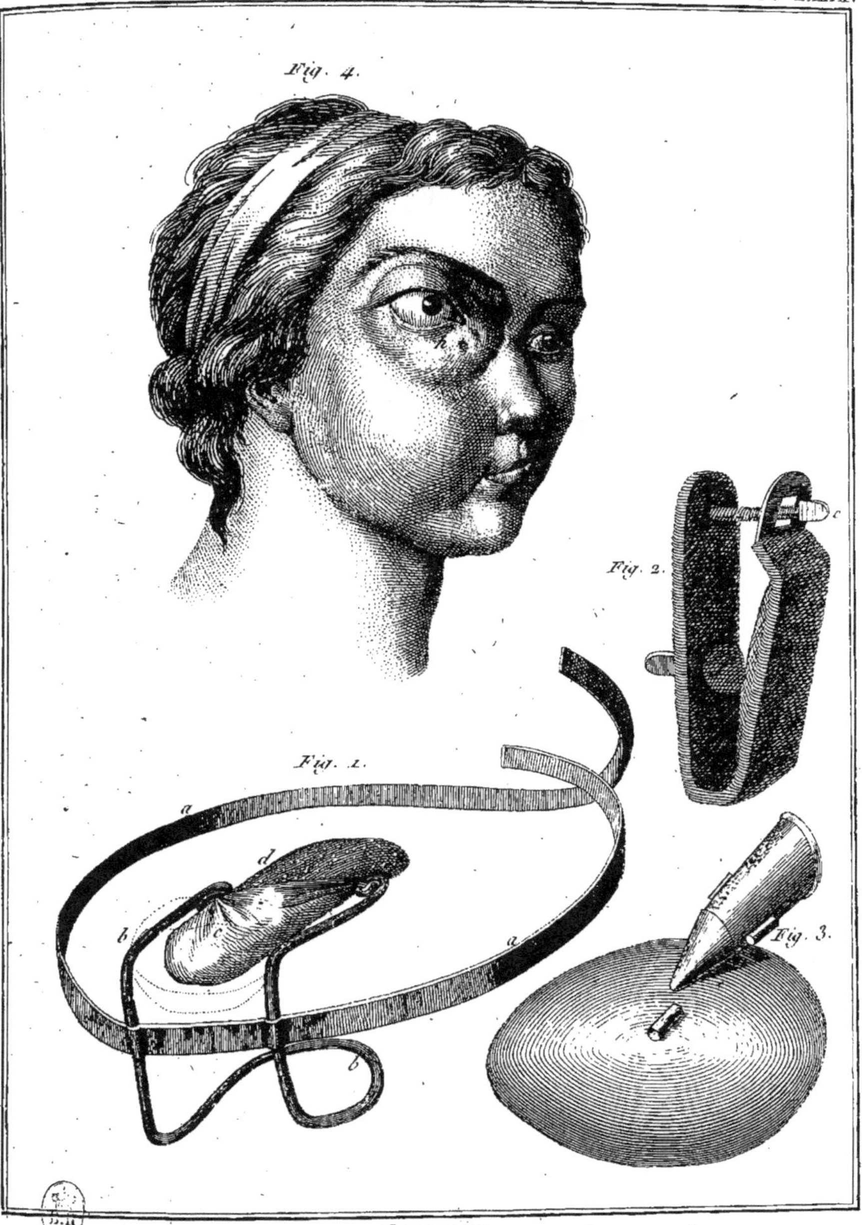

CHIRURGIE

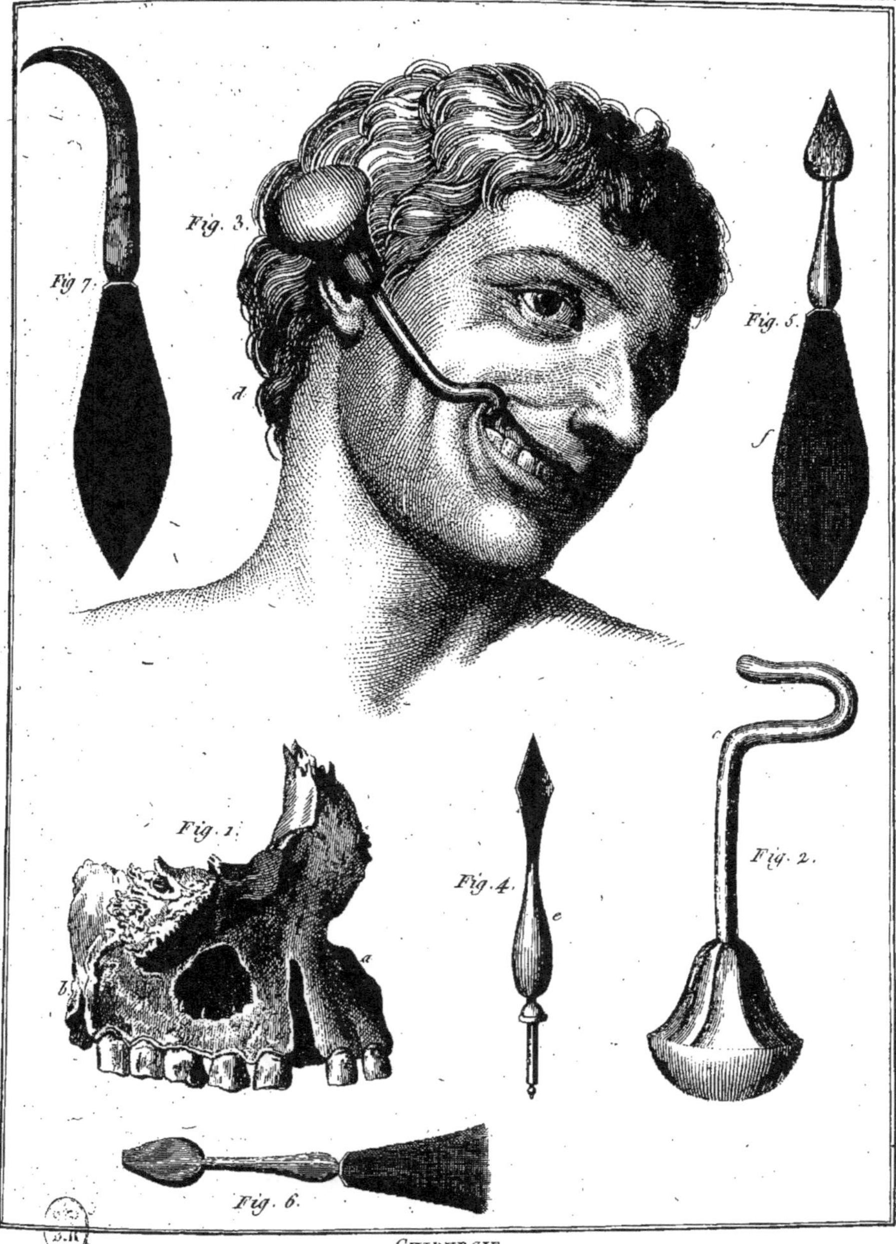

CHIRURGIE

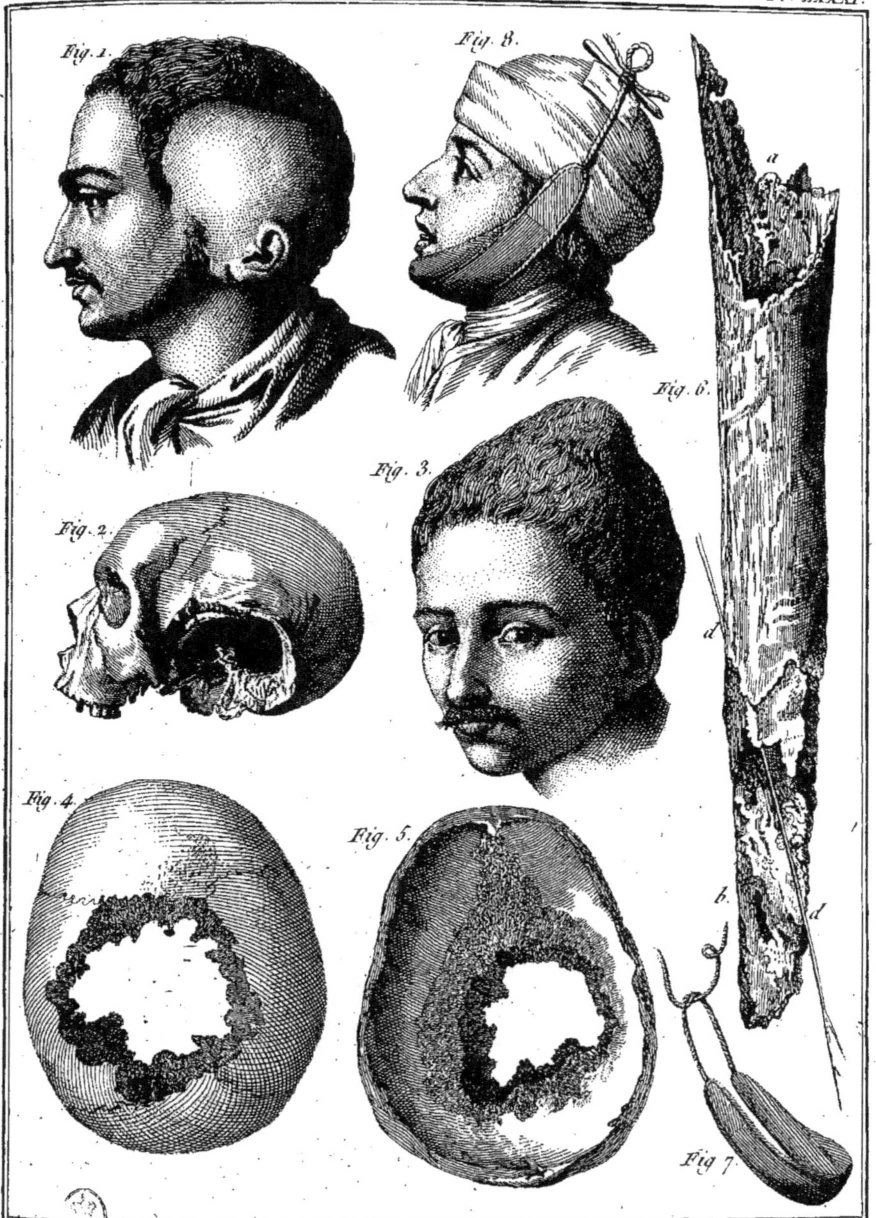

CHIRURGIE.

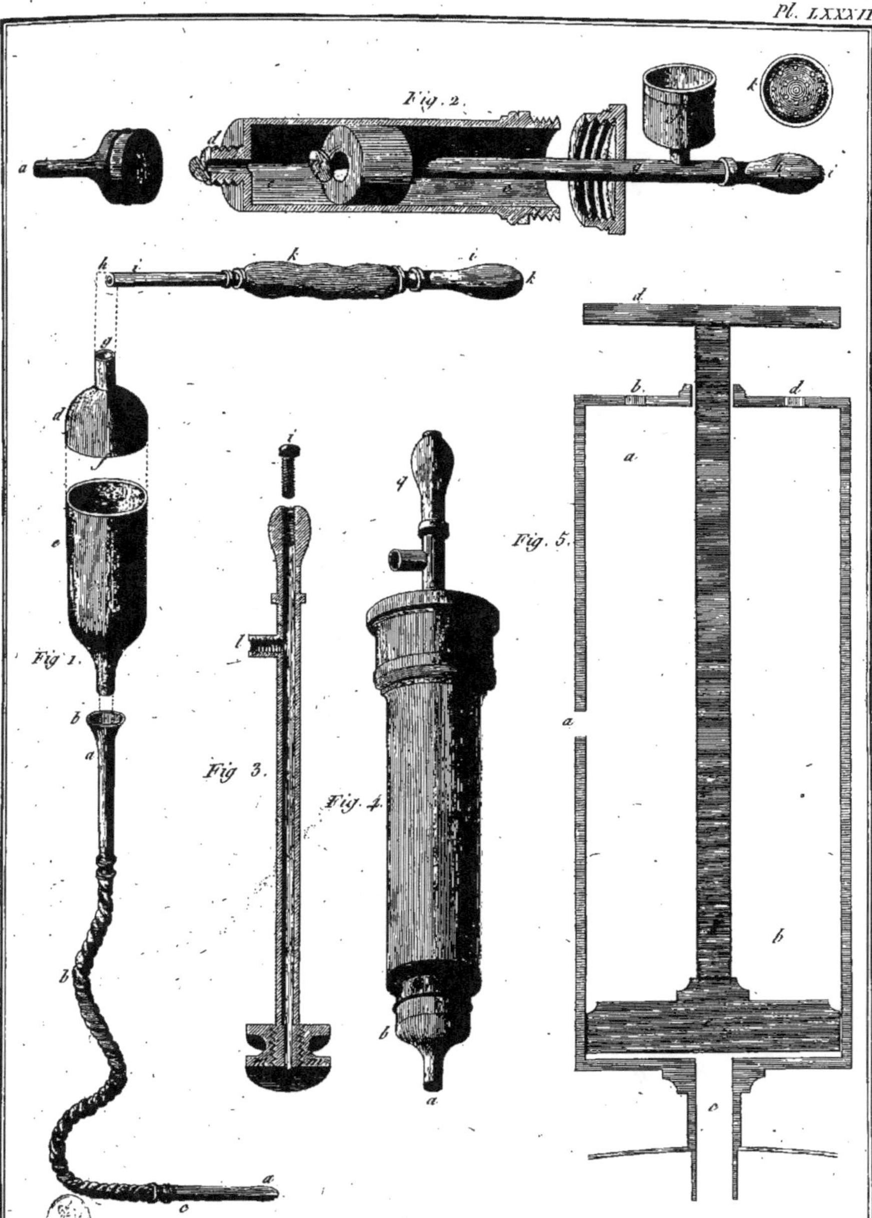

CHIRURGIE

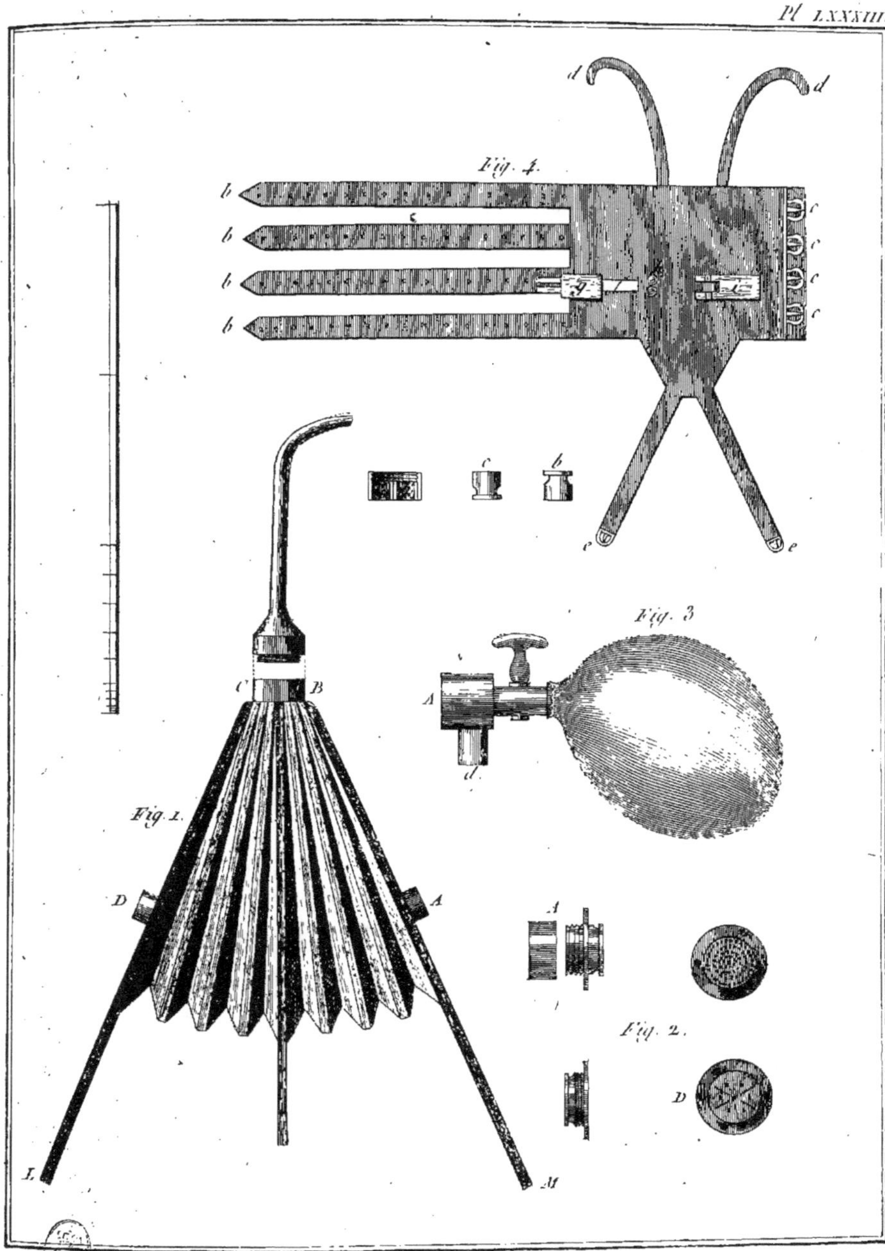

CHIRURGIE.

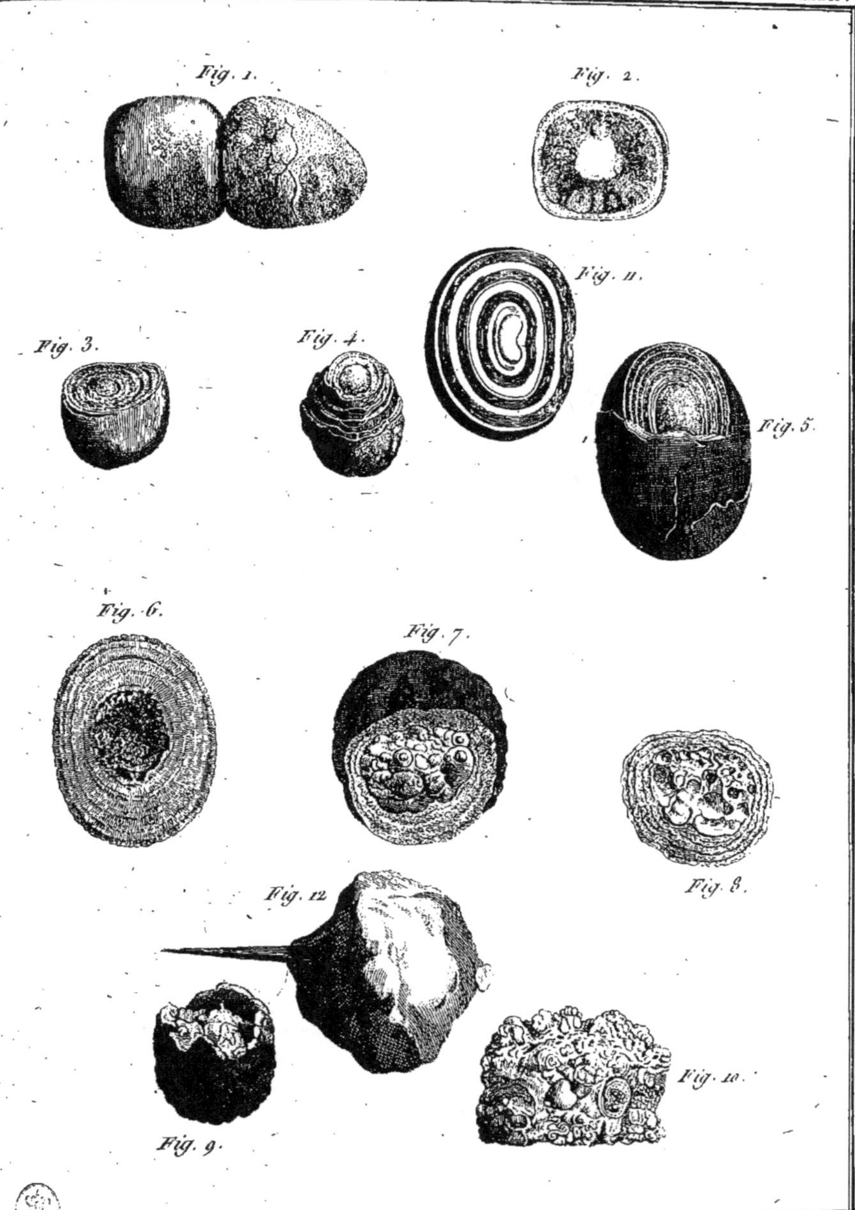

CHIRURGIE

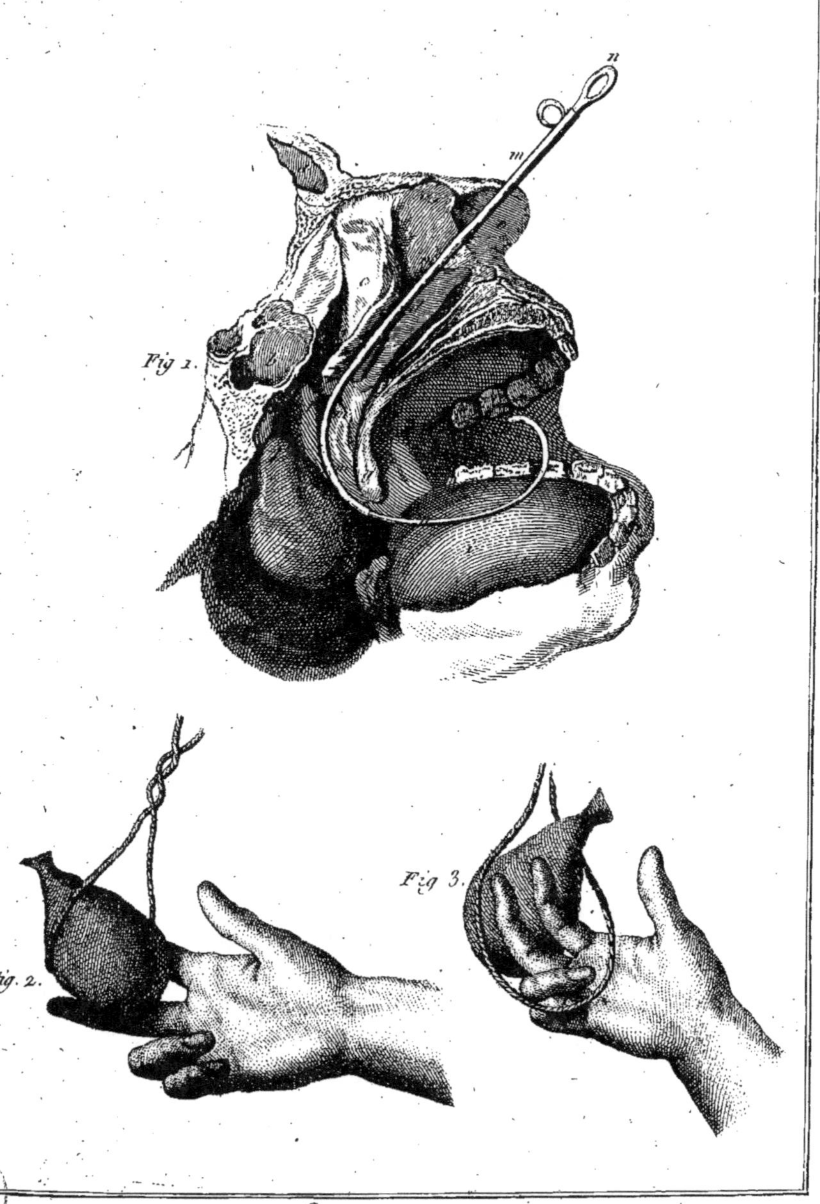

Chirurgie.

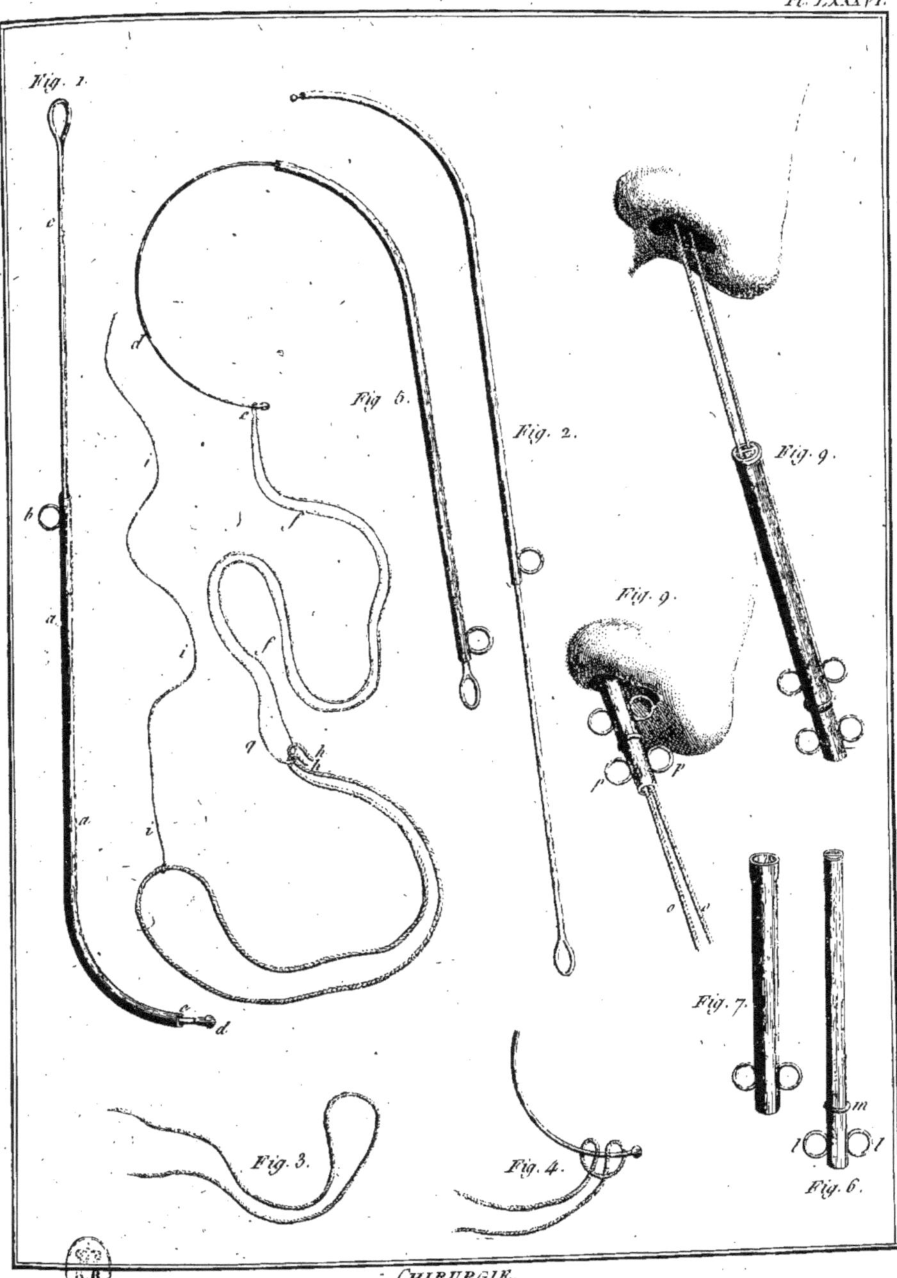

Fig. 1.
Fig. 5.
Fig. 2.
Fig. 8.
Fig. 9.
Fig. 7.
Fig. 3.
Fig. 4.
Fig. 6.

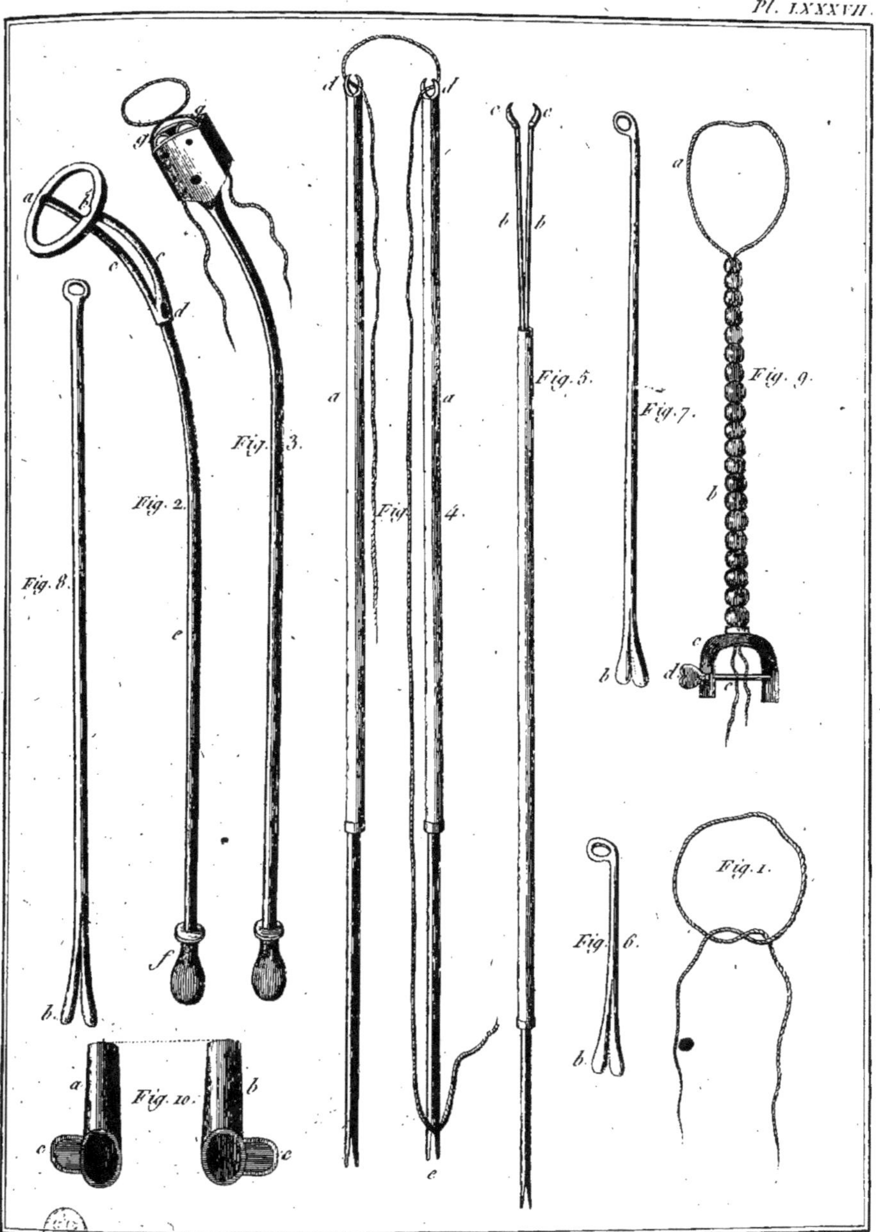

CHIRURGIE

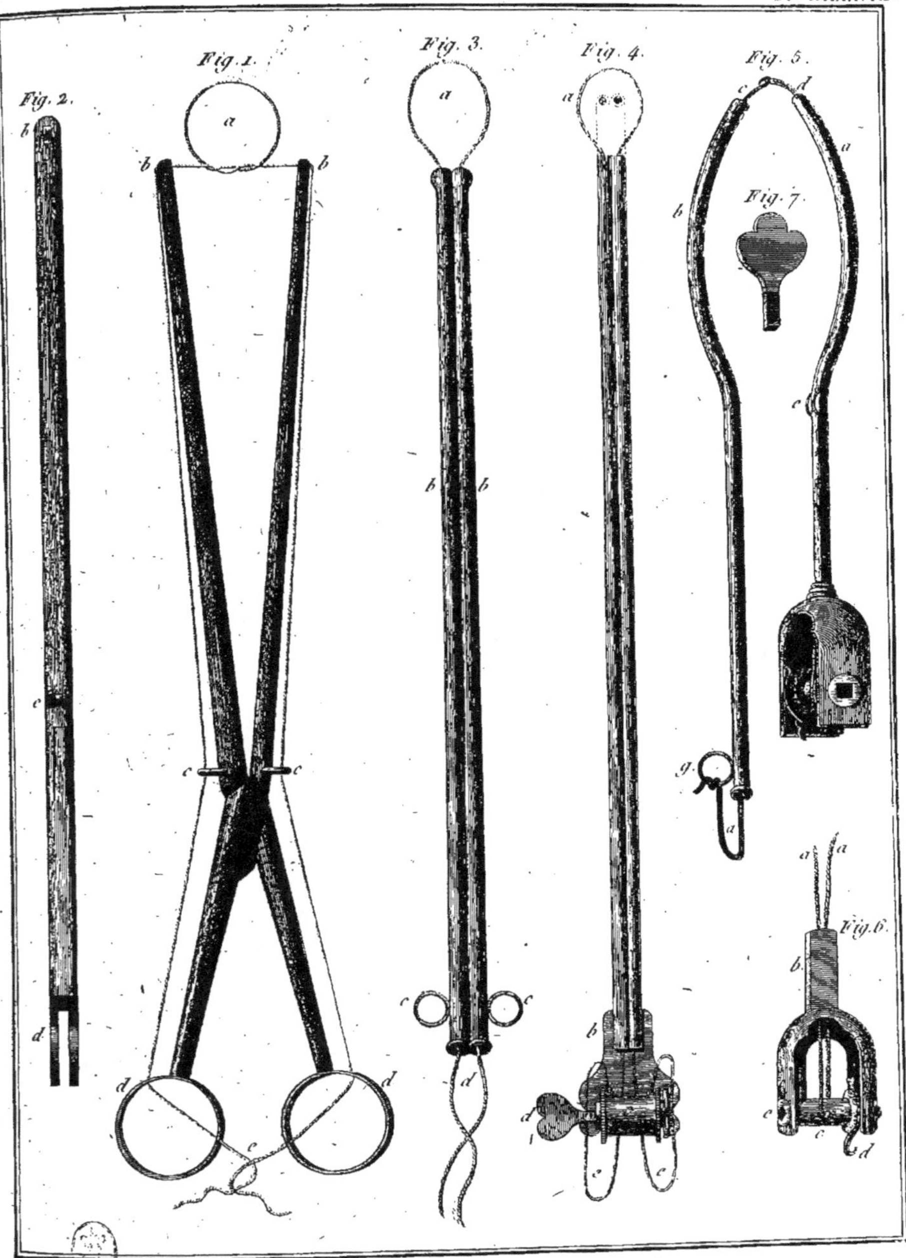

CHIRURGIE

Fig. 1. Fig. 5. Fig. 6.
a a a a
Fig. 2.
a
b b
Fig. 7.
a
Fig. 8. Fig. 9.
Fig. 10.
c c
b b
a
c
b
b c
Fig. 3.
c
b
Fig. 4.

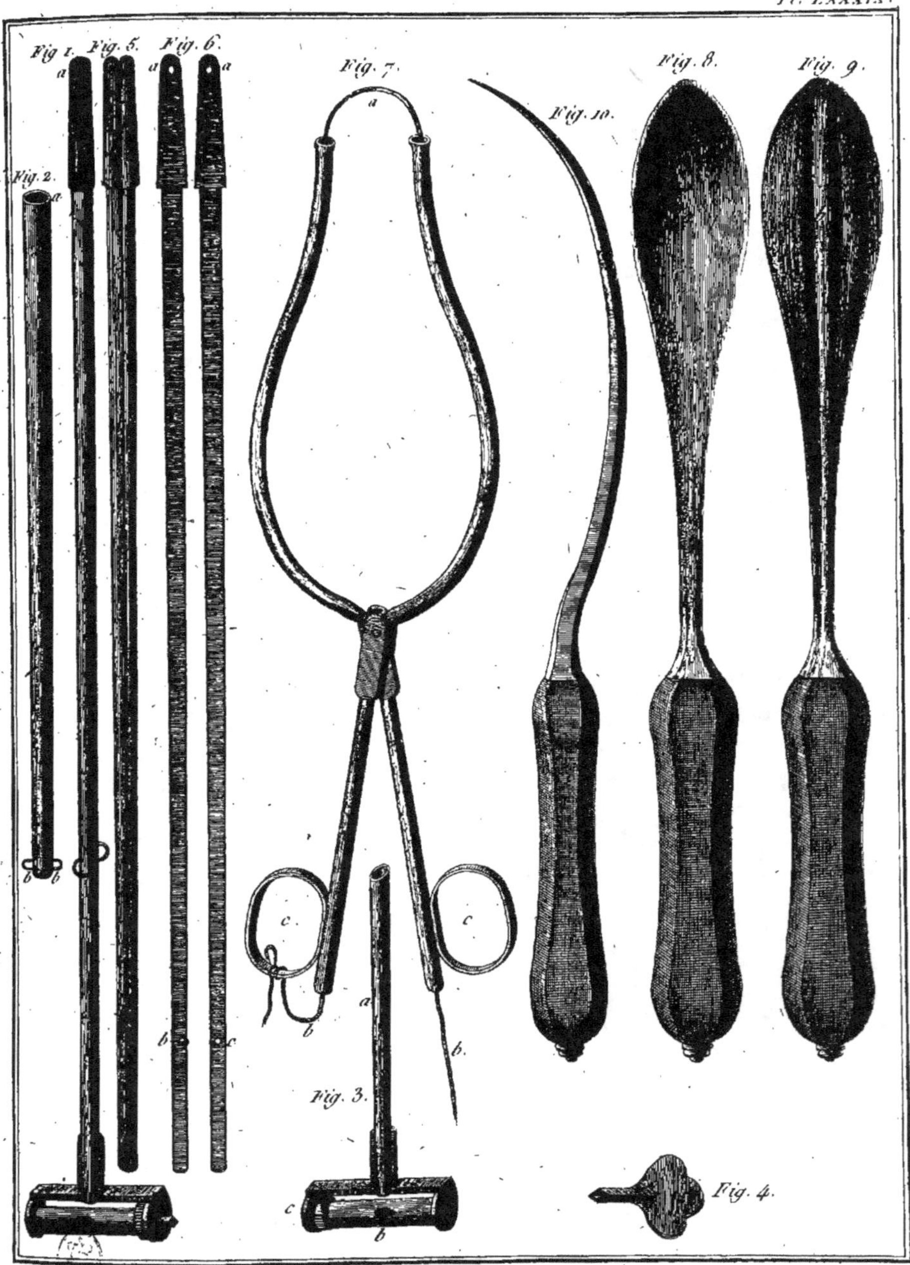

CHIRURGIE

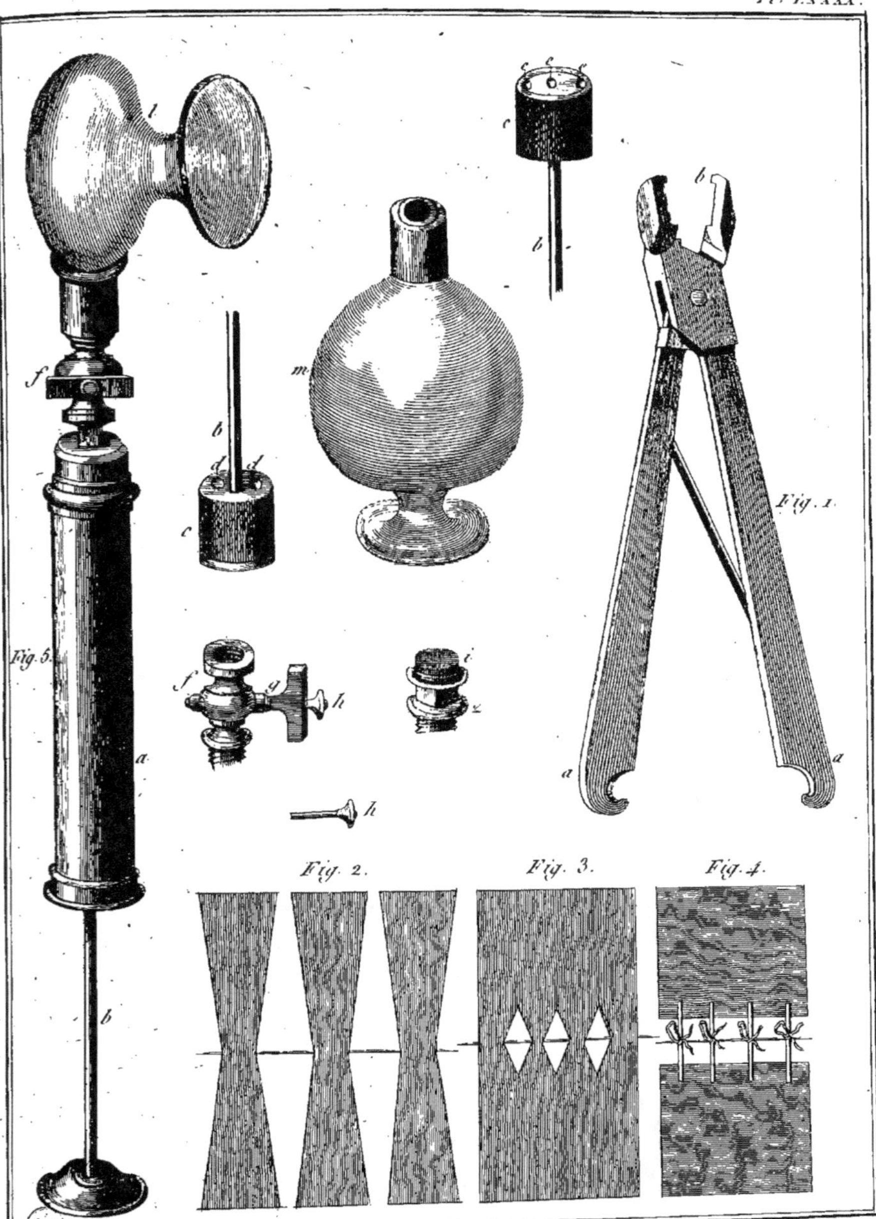

Fig. 1.

Fig. 5.

Fig. 2.

Fig. 3.

Fig. 4.

CHIRURGIE.

Fig. 9
a
Fig. 7
Fig. 6
Fig.
b
Fig. 5
Fig. 3
d
c
Fig. II
Fig. 2
Fig. 1
Fig. 12
a
Fig. 10
Fig. 8
b
Fig. 4

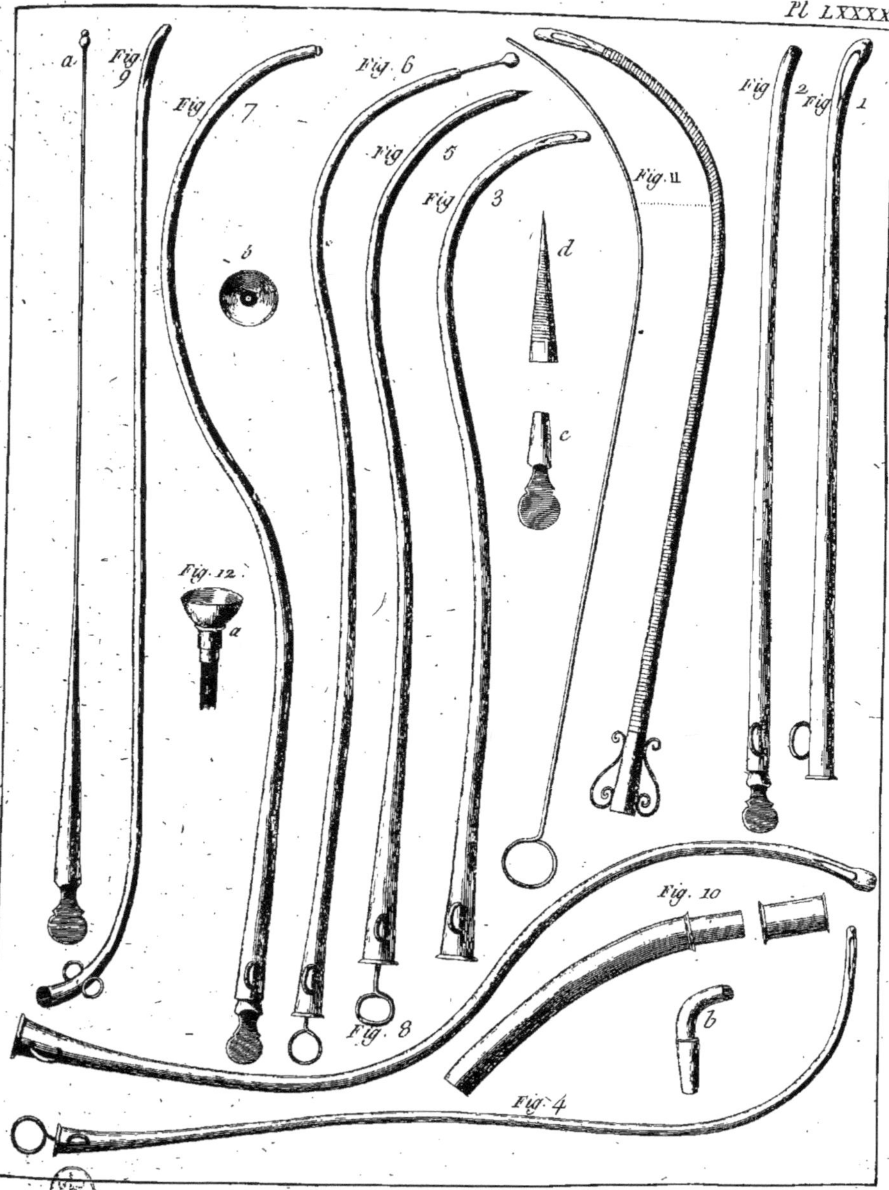

CHIRURGIE.

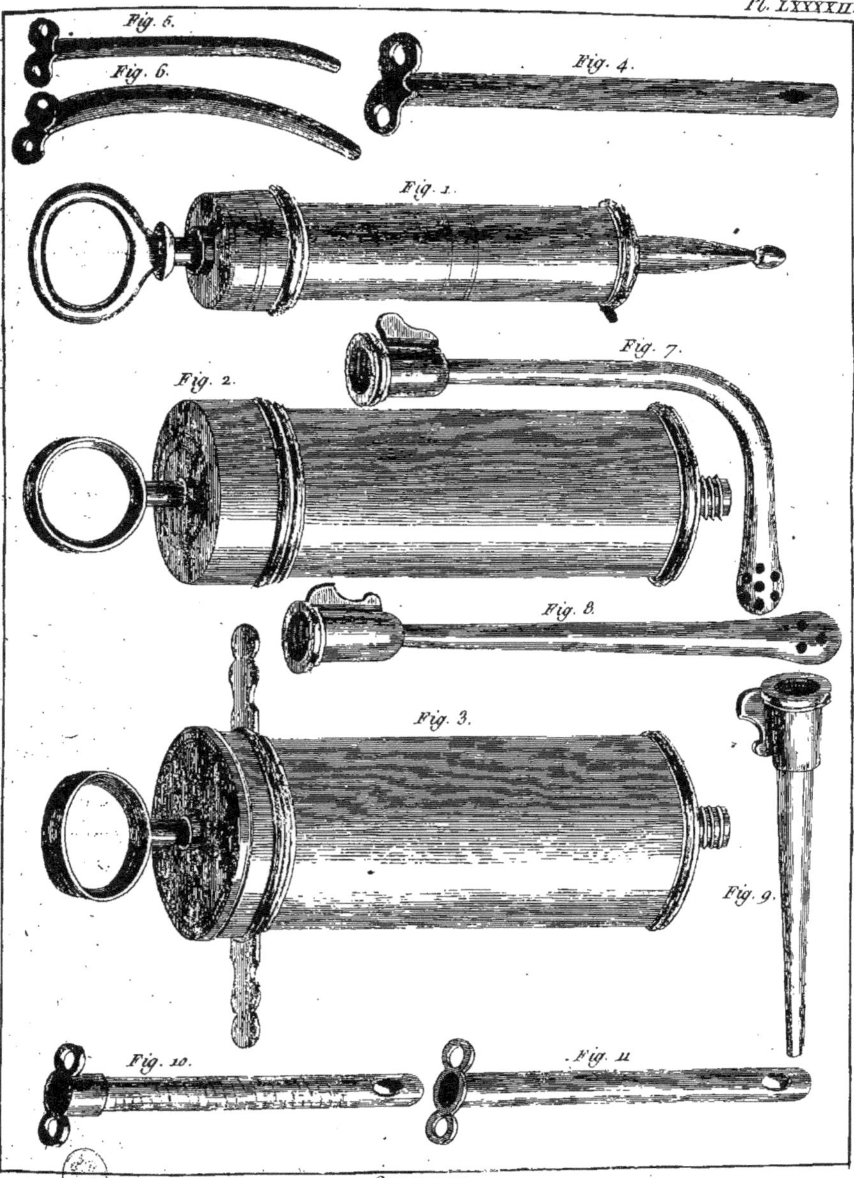

Pl. LXXXXII.
Fig. 5.
Fig. 6.
Fig. 4.
Fig. 1.
Fig. 7.
Fig. 2.
Fig. 8.
Fig. 3.
Fig. 9.
Fig. 10.
Fig. 11.
CHIRURGIE.

Fig. 1.

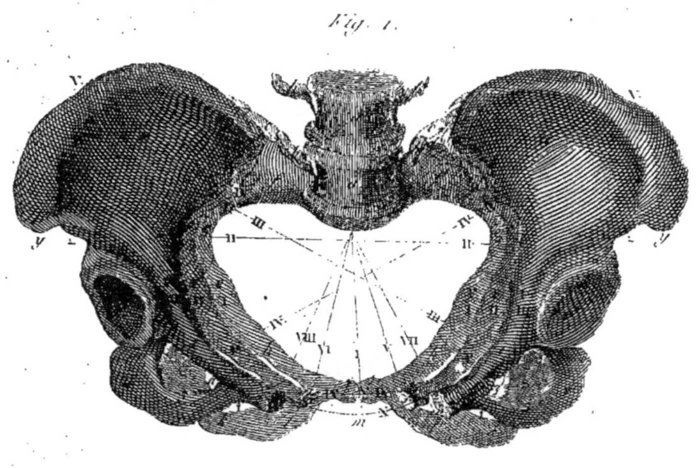

Fig. 2.

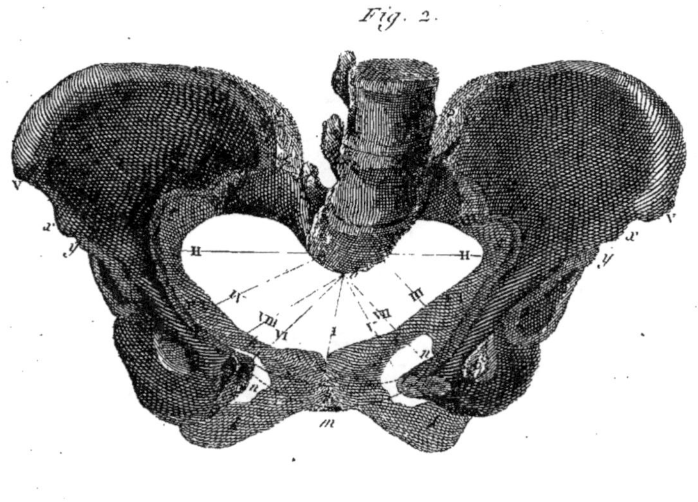

CHIRURGIE.

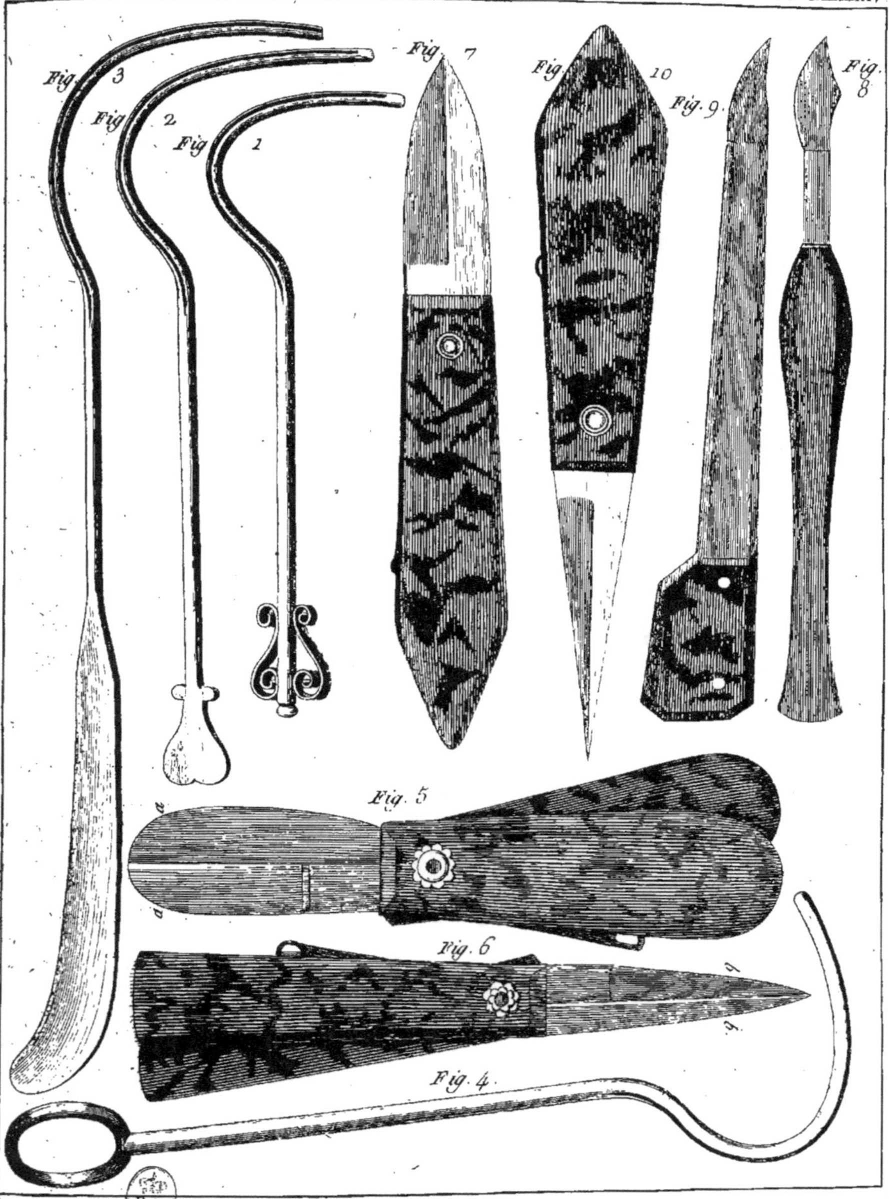

CHIRURGIE

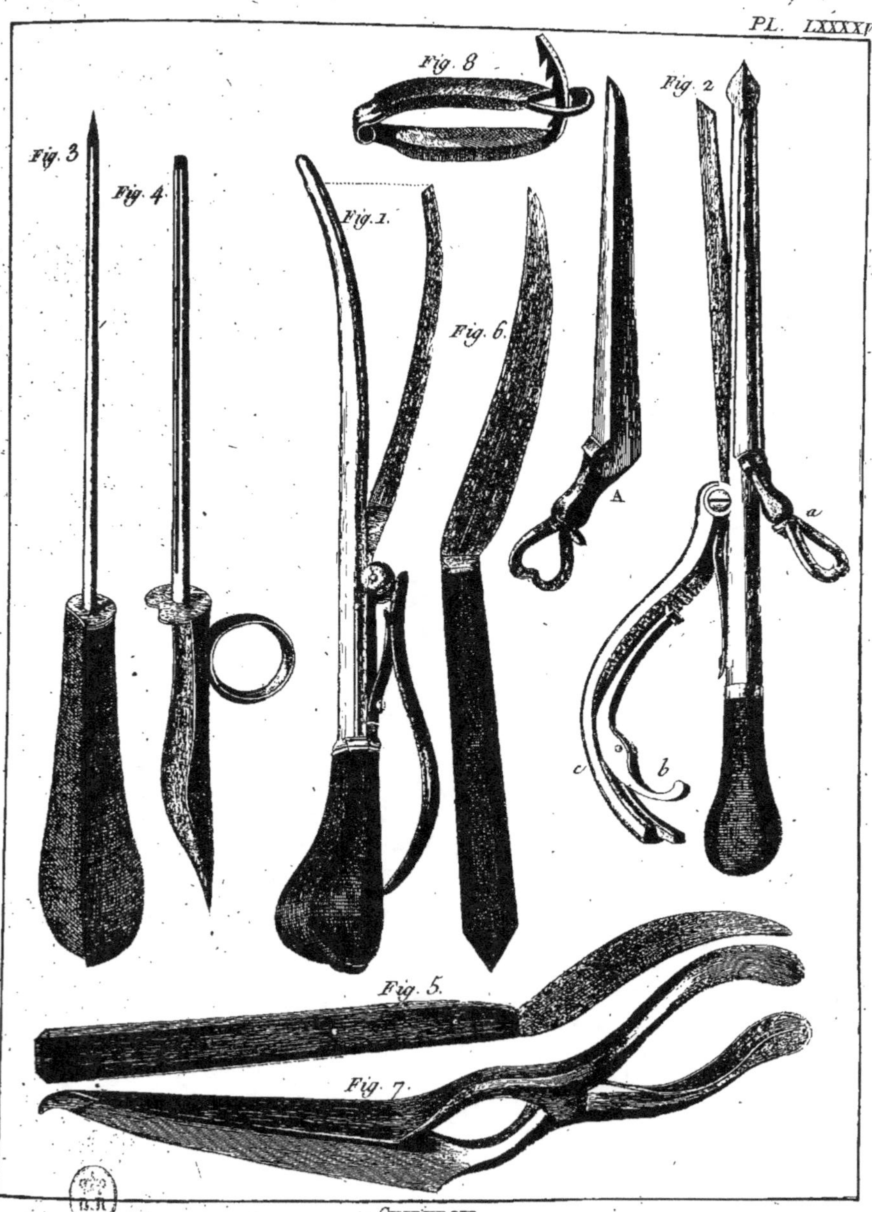

CHIRURGIE.

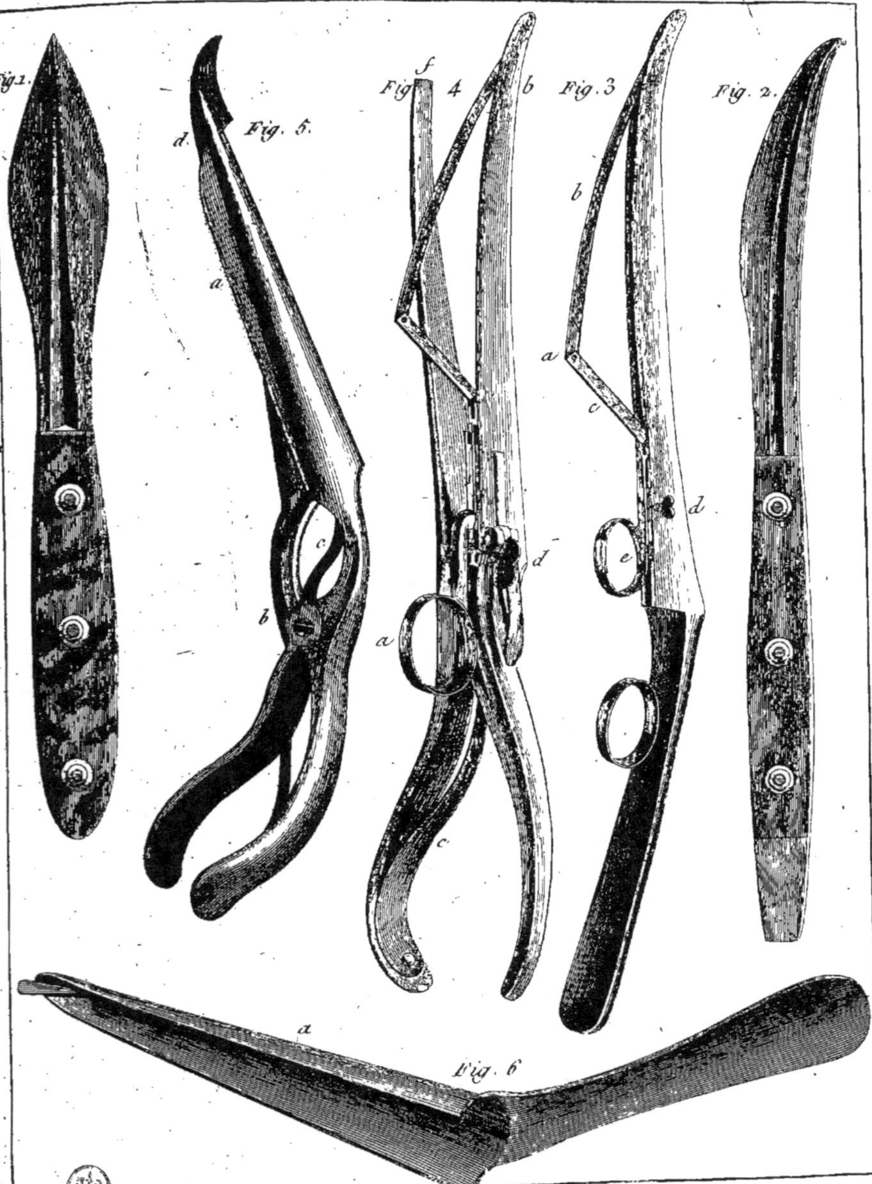

CHIRURGIE

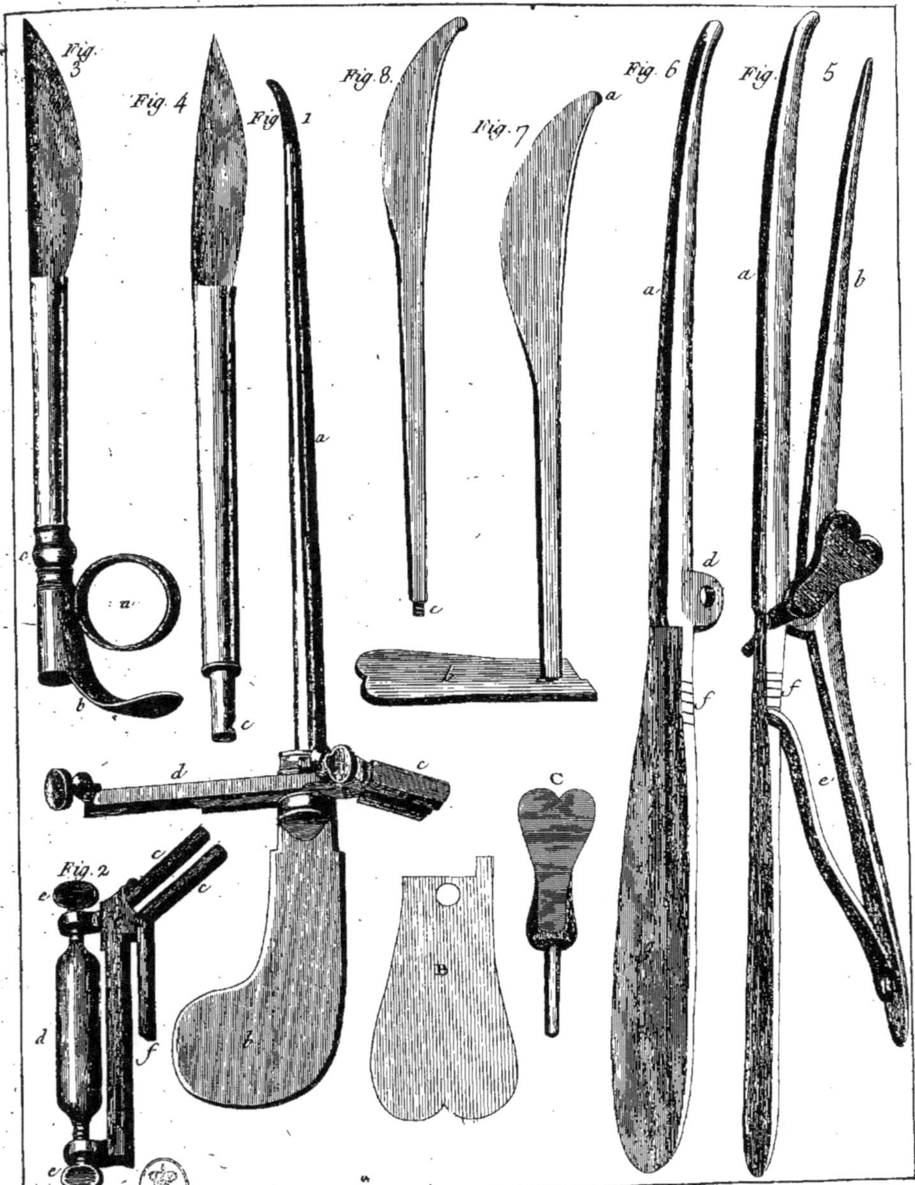

CHIRURGIE.

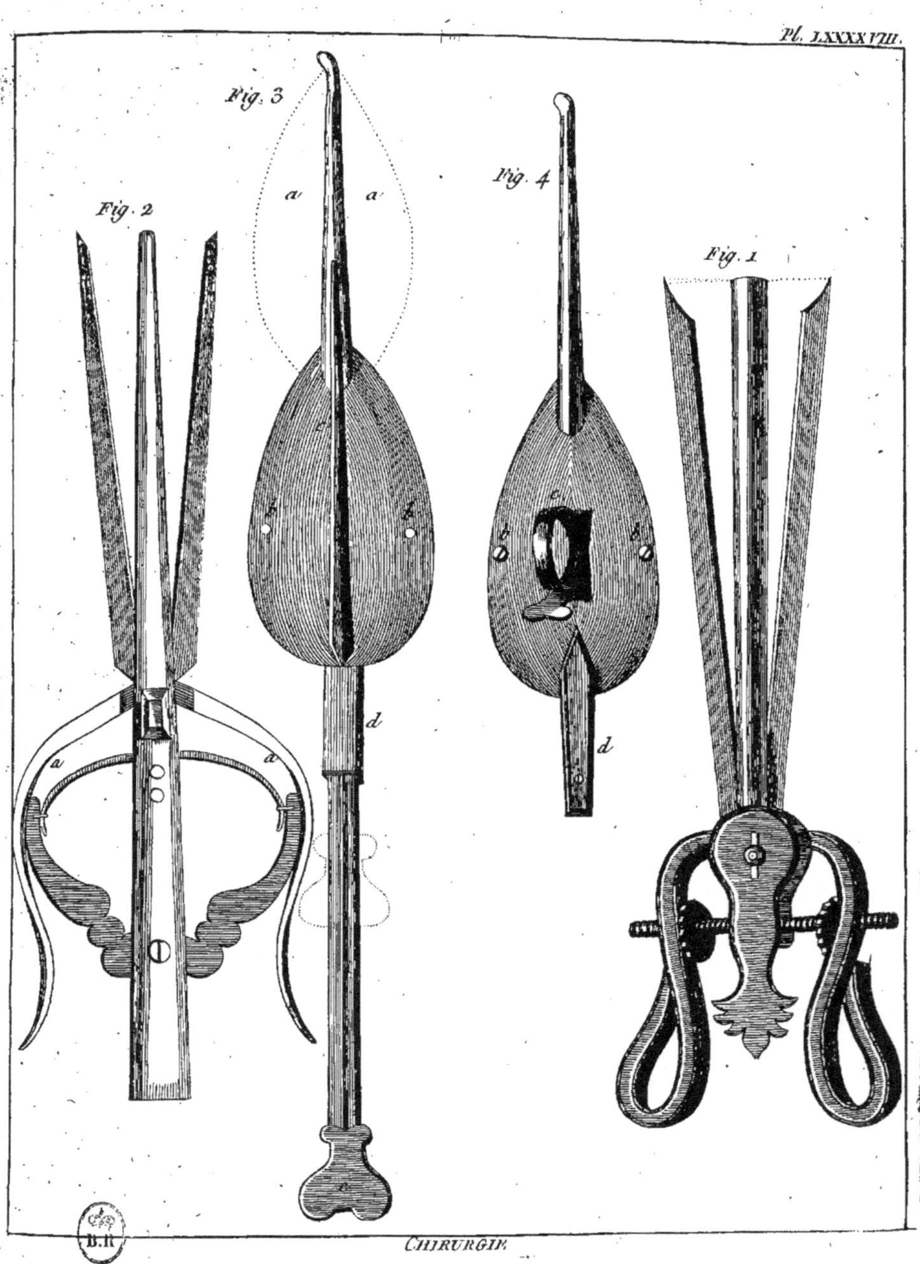
Fig. 3
Fig. 2
Fig. 4
Fig. 1
a a
a a
d
d
CHIRURGIE

Fig. 3
Fig. 2
Fig. 1
a
c
b
d
Fig. 7
Fig. 13
Fig. 11
Fig. 10
Fig. 12
Fig. 8
b
Fig. 6
Fig. 5
Fig. 4
e
e
f
a
Fig. 9

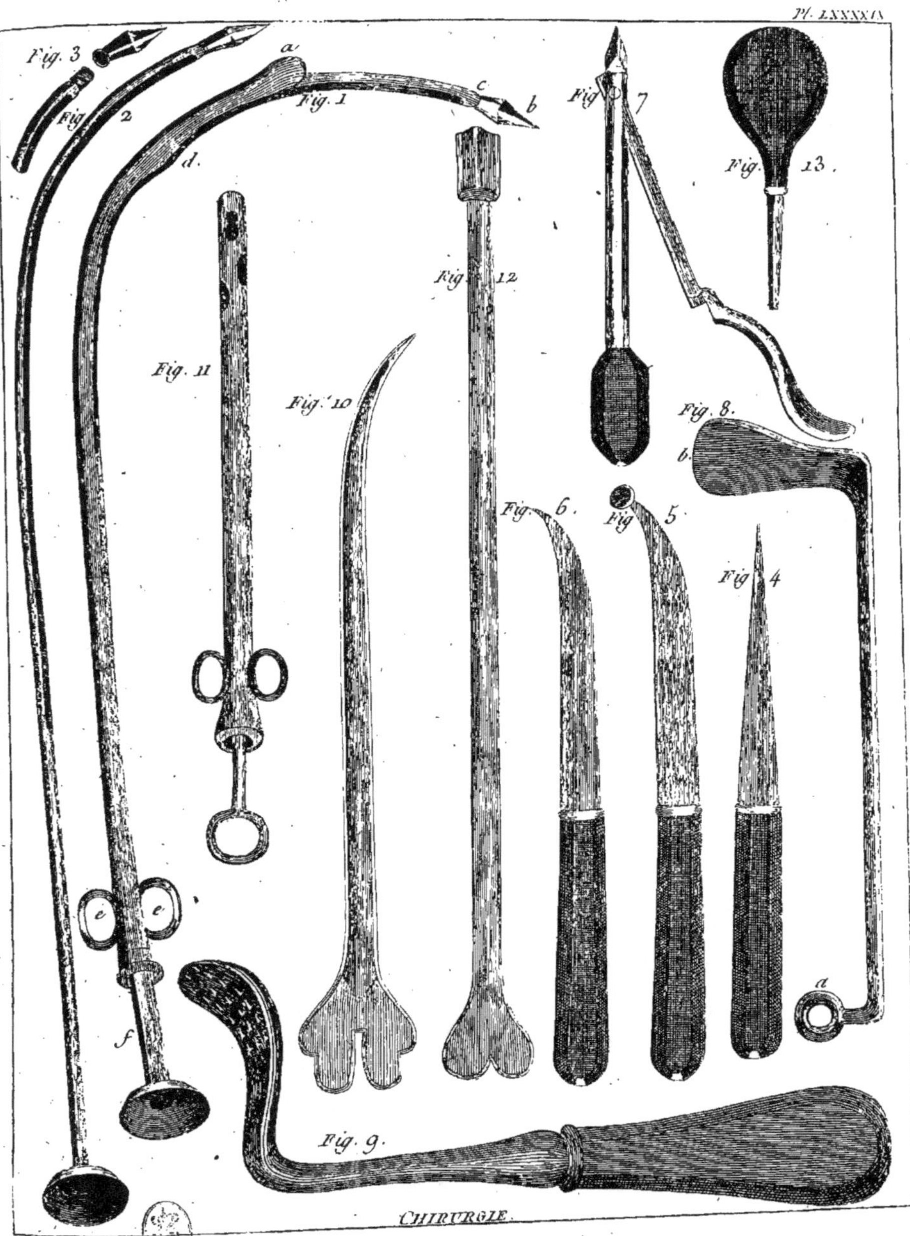

CHIRURGIE.

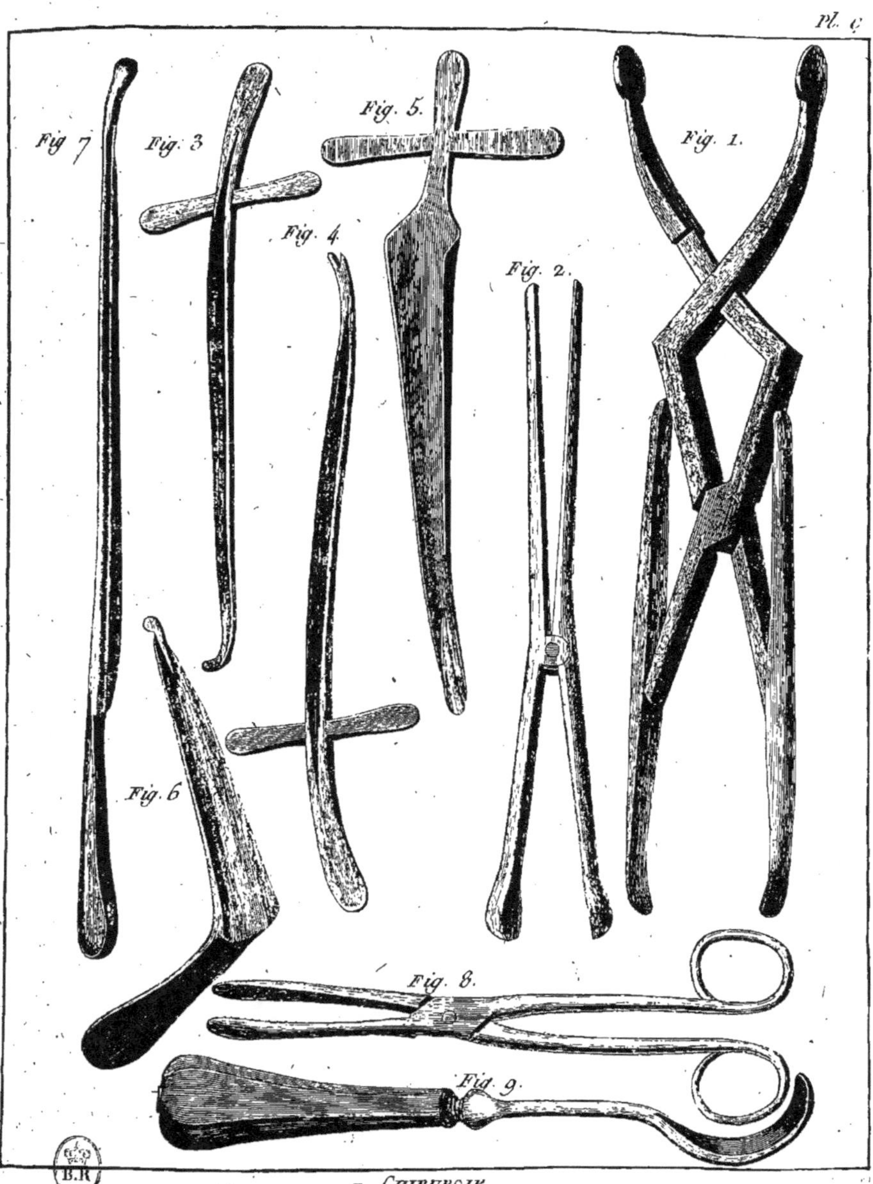

Pl. C.
Fig 7
Fig. 3
Fig. 5.
Fig. 1.
Fig. 4.
Fig. 2.
Fig. 6.
Fig. 8.
Fig. 9.
CHIRURGIE

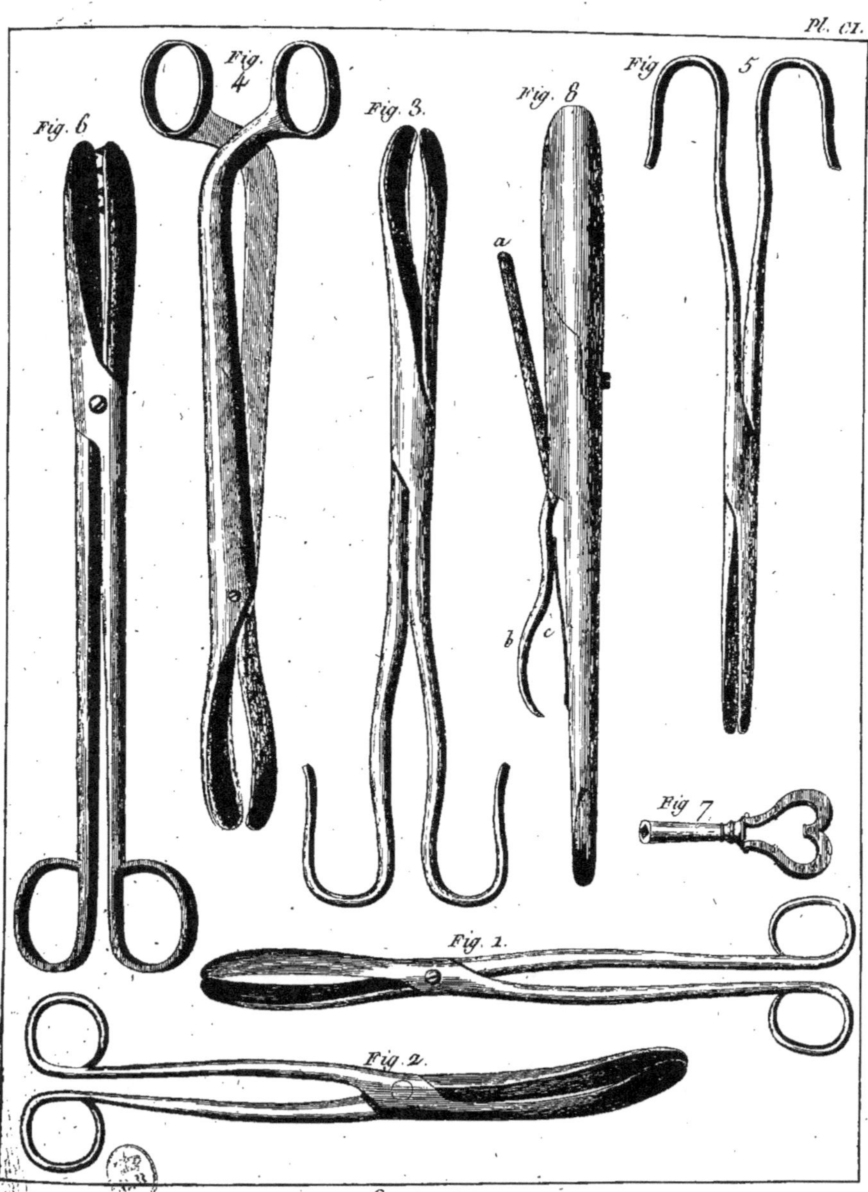

CHIRURGIE.

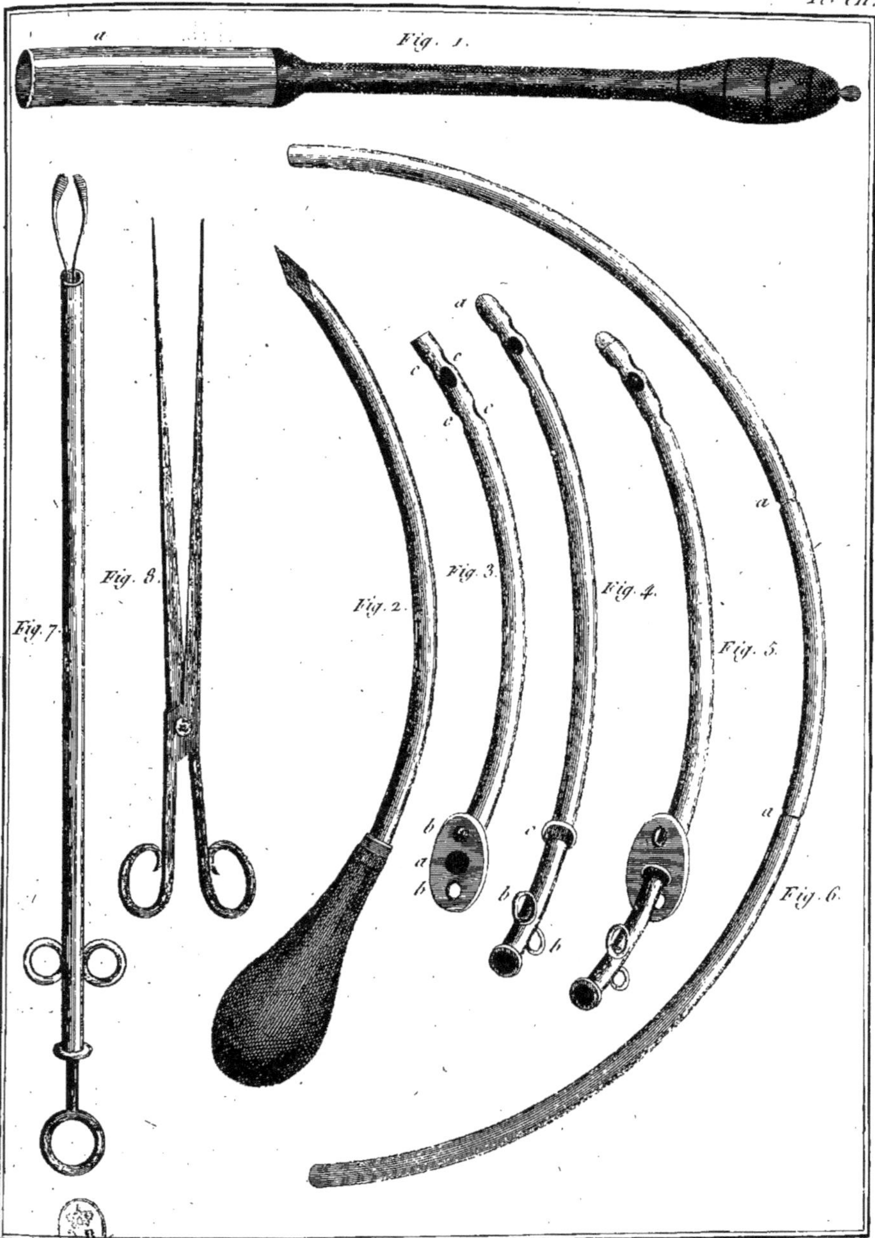

CHIRURGIE

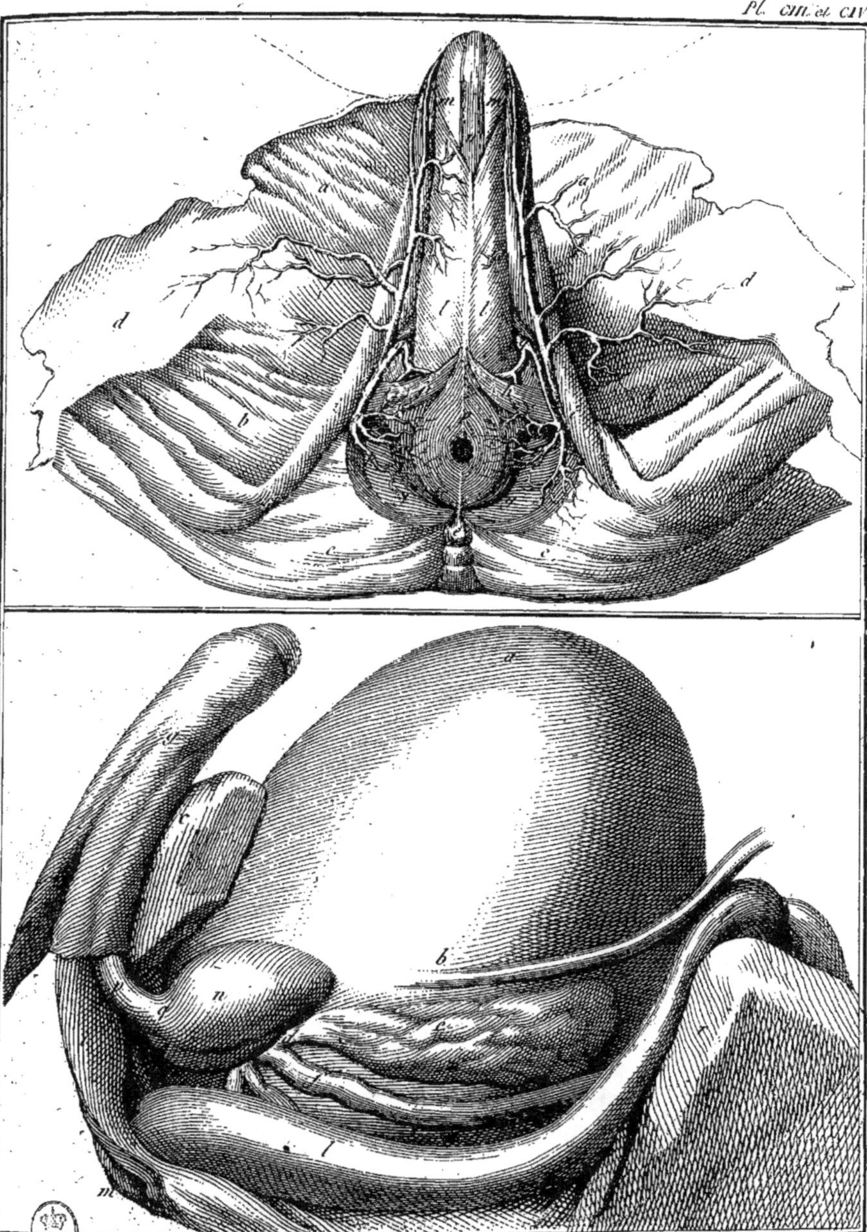

CHIRURGIE.

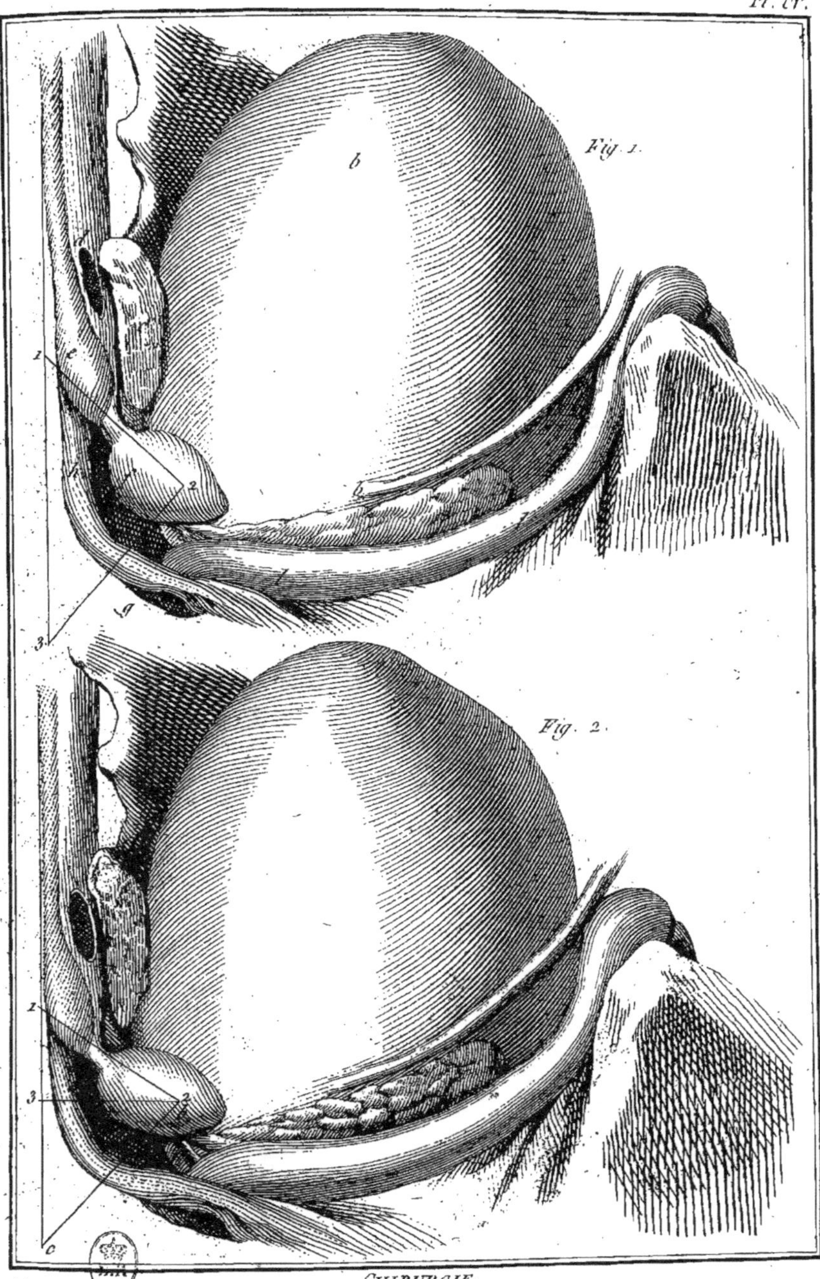

CHIRURGIE.

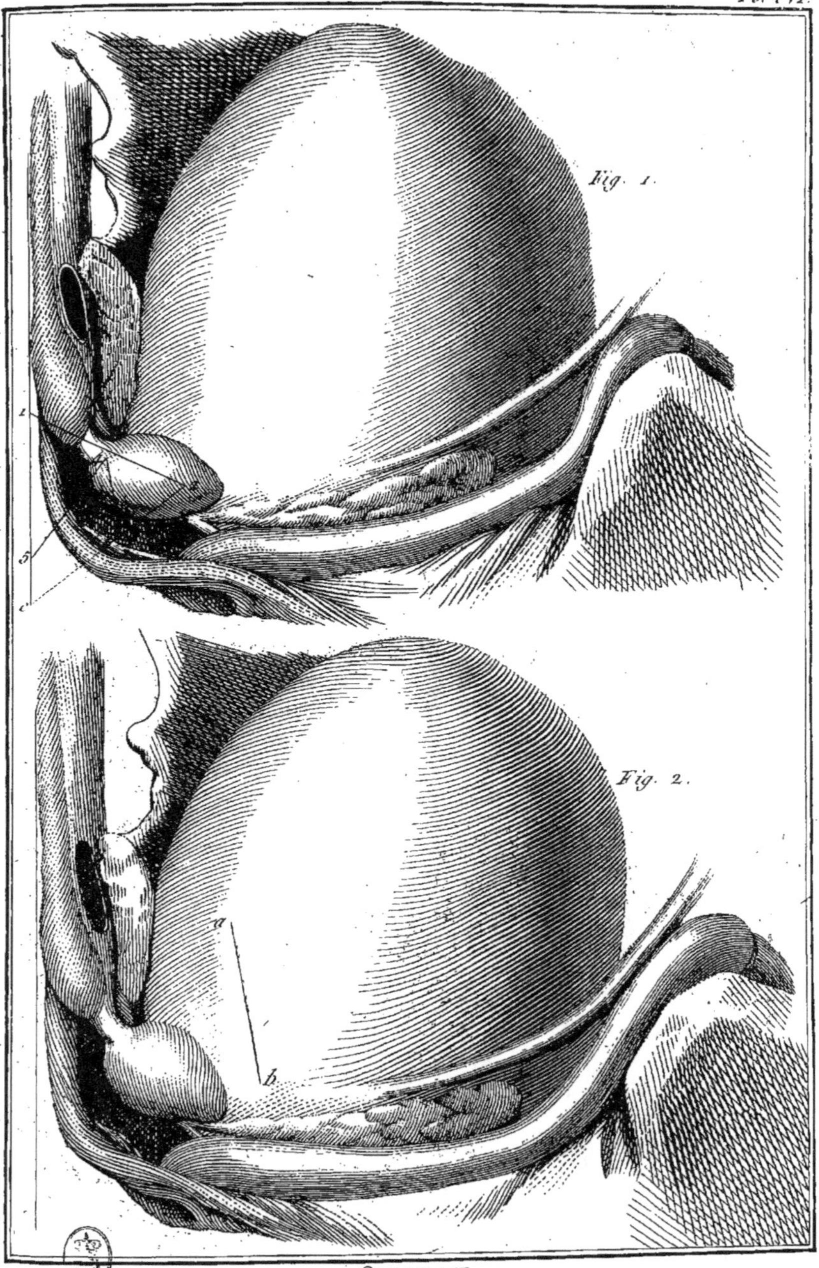

Fig. 1.

Fig. 2.

CHIRURGIE.

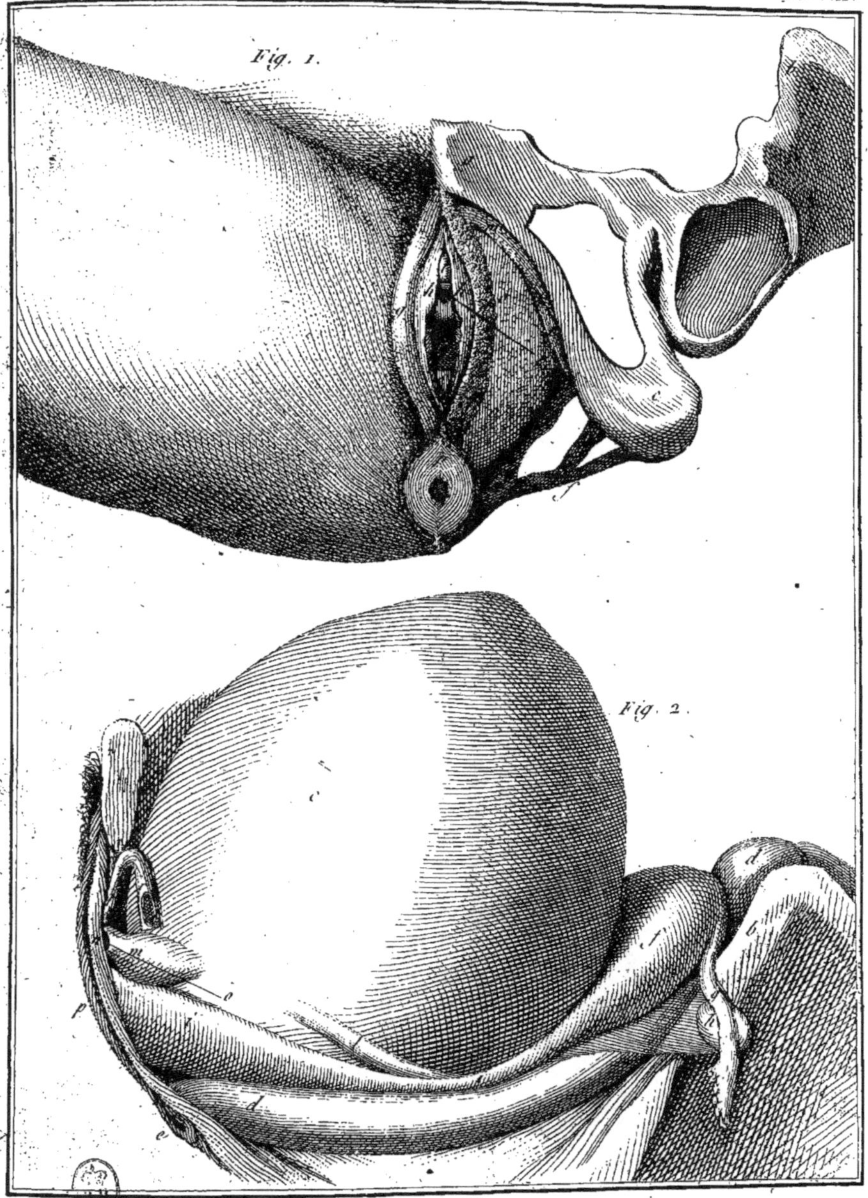

CHIRURGIE.

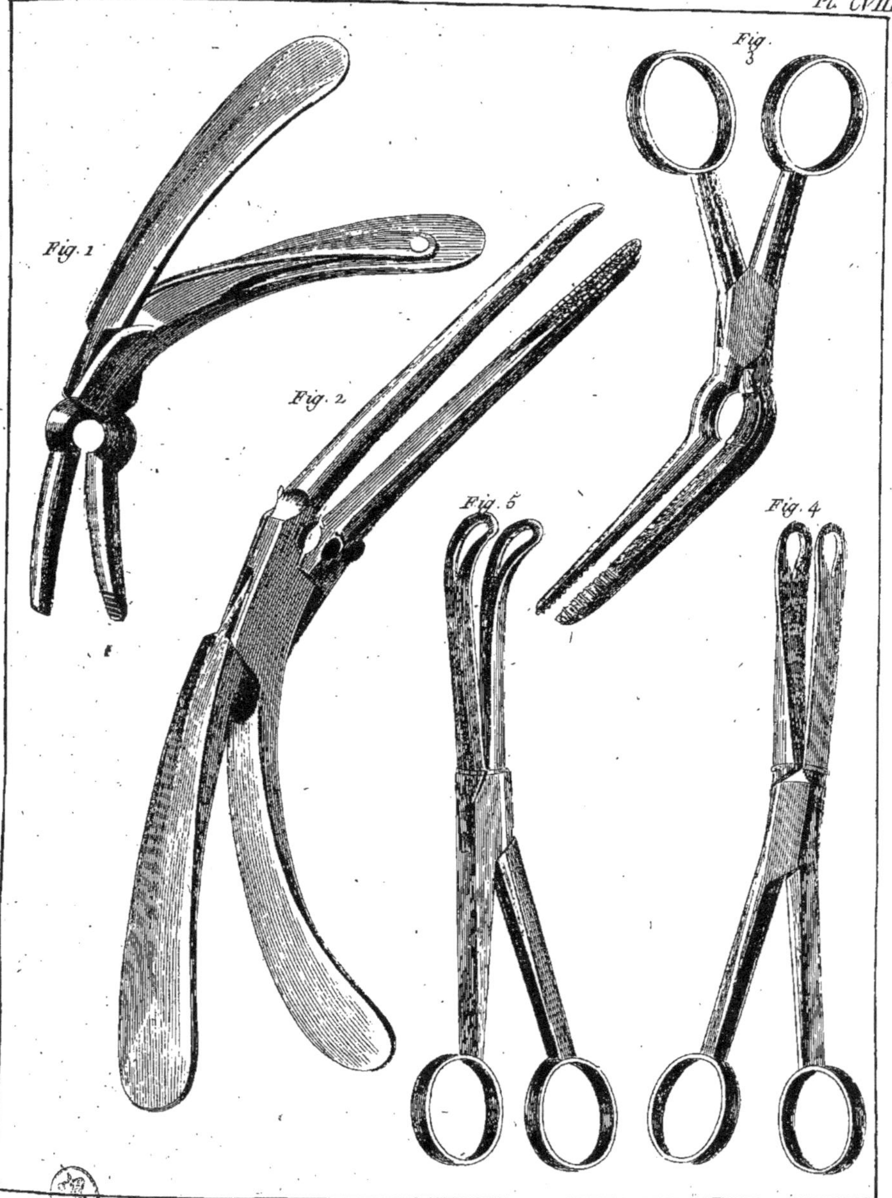

CHIRURGIE.

Fig. 7
Fig 6.
Fig 5
Fig 4
Fig. 2
Fig. 1
Fig 9
Fig. 8.
Fig. 3
Fig. 14
Fig. 11
Fig 12
Fig 10
Fig. 13

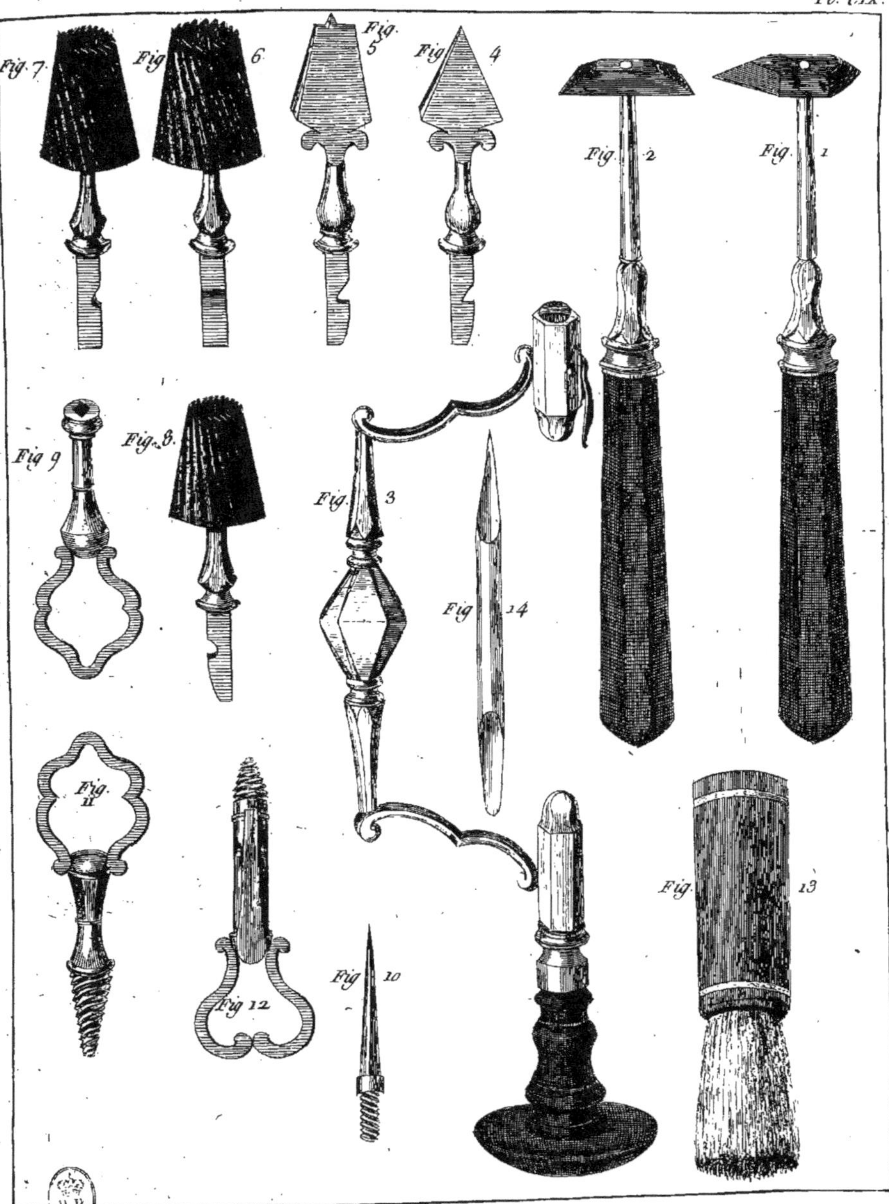

CHIRURGIE

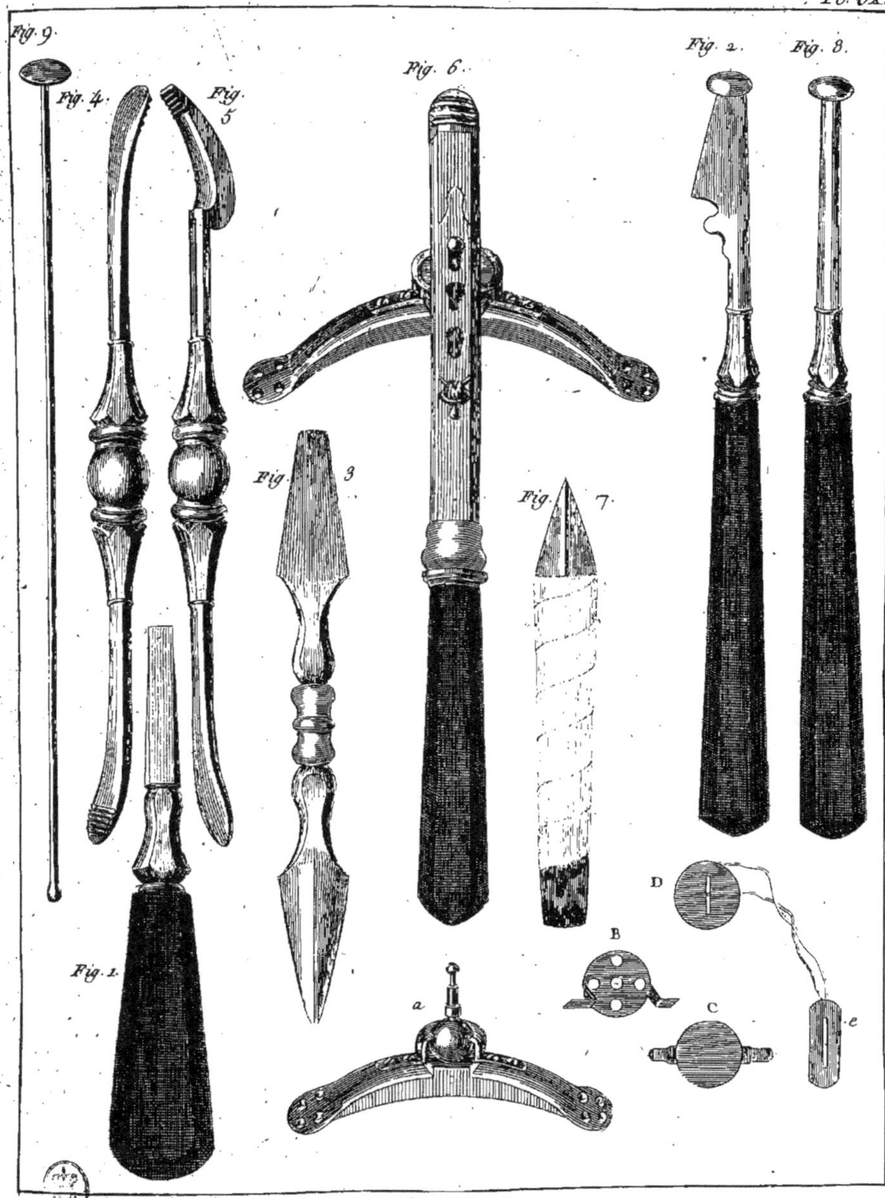

CHIRURGIE.

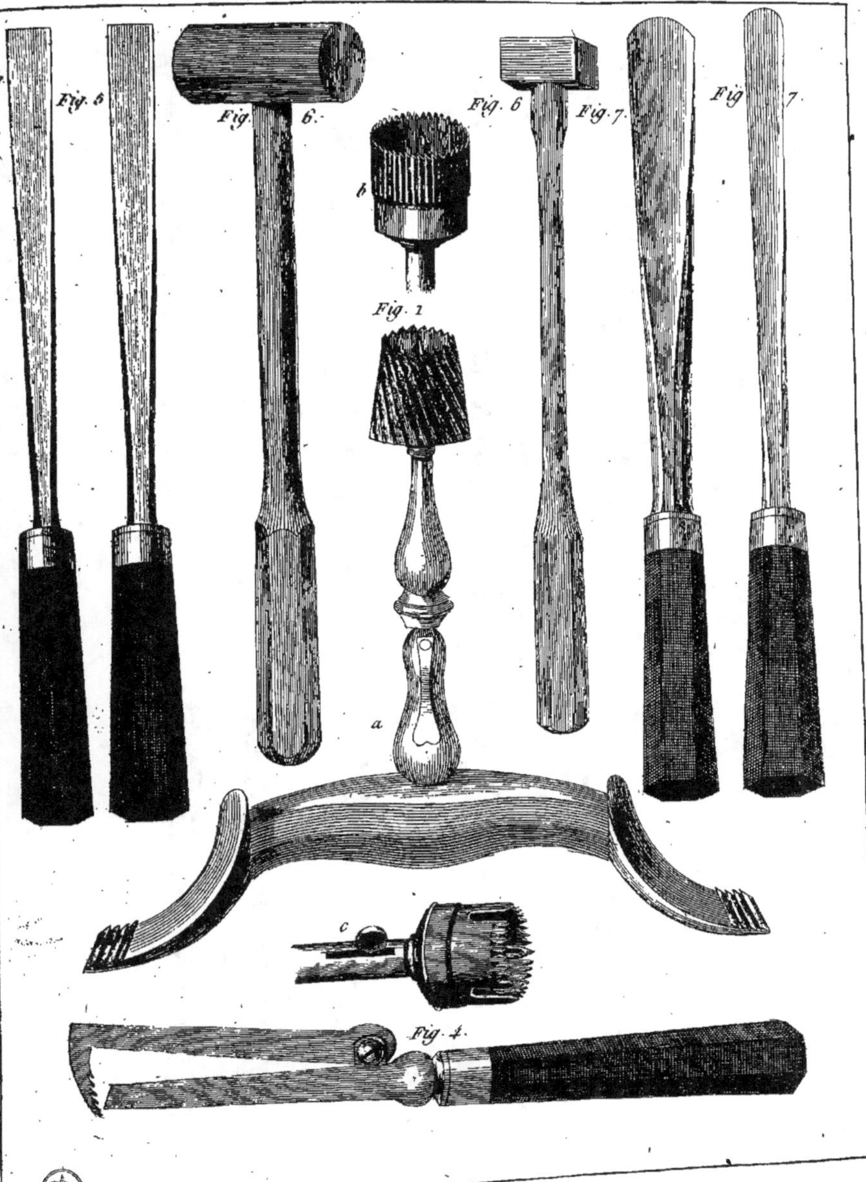

Pl. CXI.
Fig. 5
Fig. 6.
Fig. 1
Fig. 6
Fig. 7
Fig. 7
b
a
c
Fig. 4

CHIRURGIE.

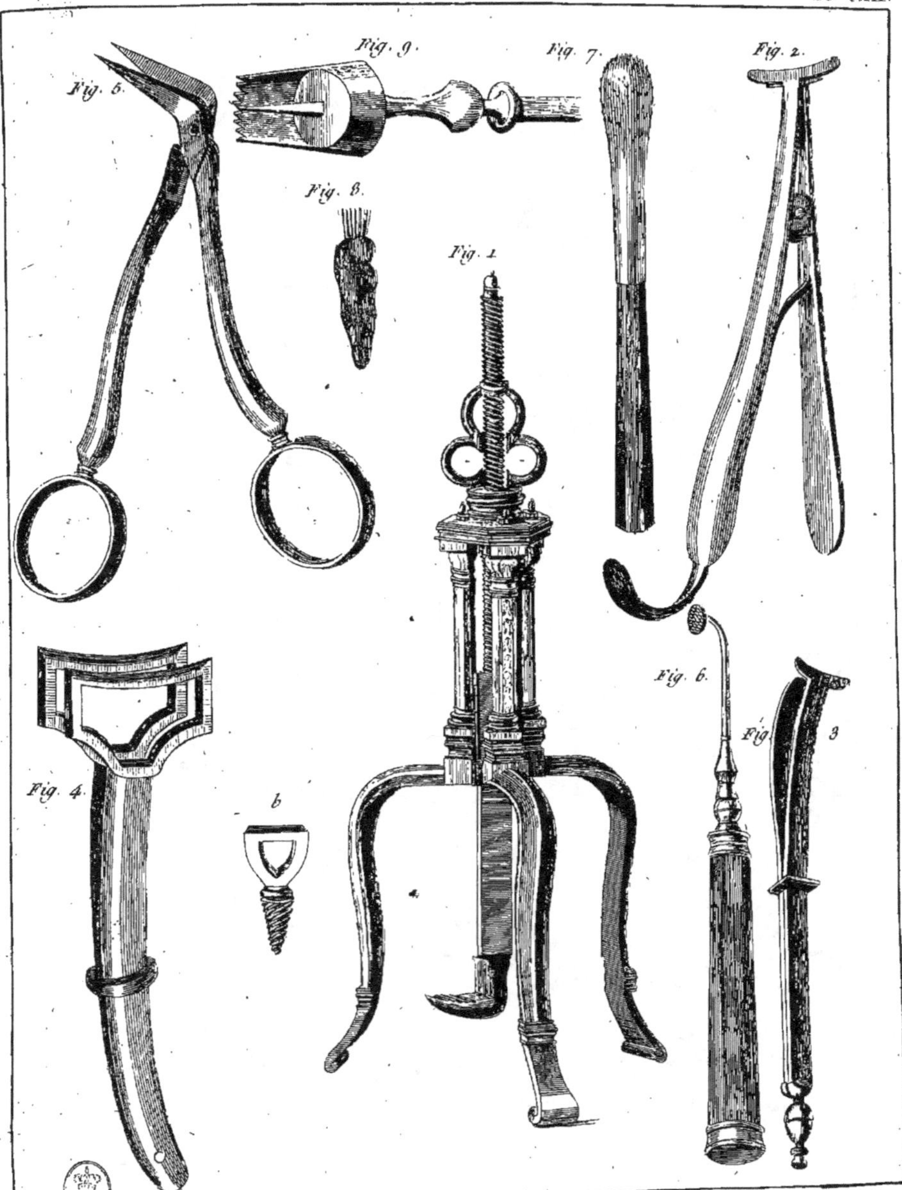

Fig. 5.
Fig. 9.
Fig. 7.
Fig. 2.
Fig. 8.
Fig. 1.
Fig. 4.
Fig. 6.
Fig. 3.
b
CHIRURGIE.

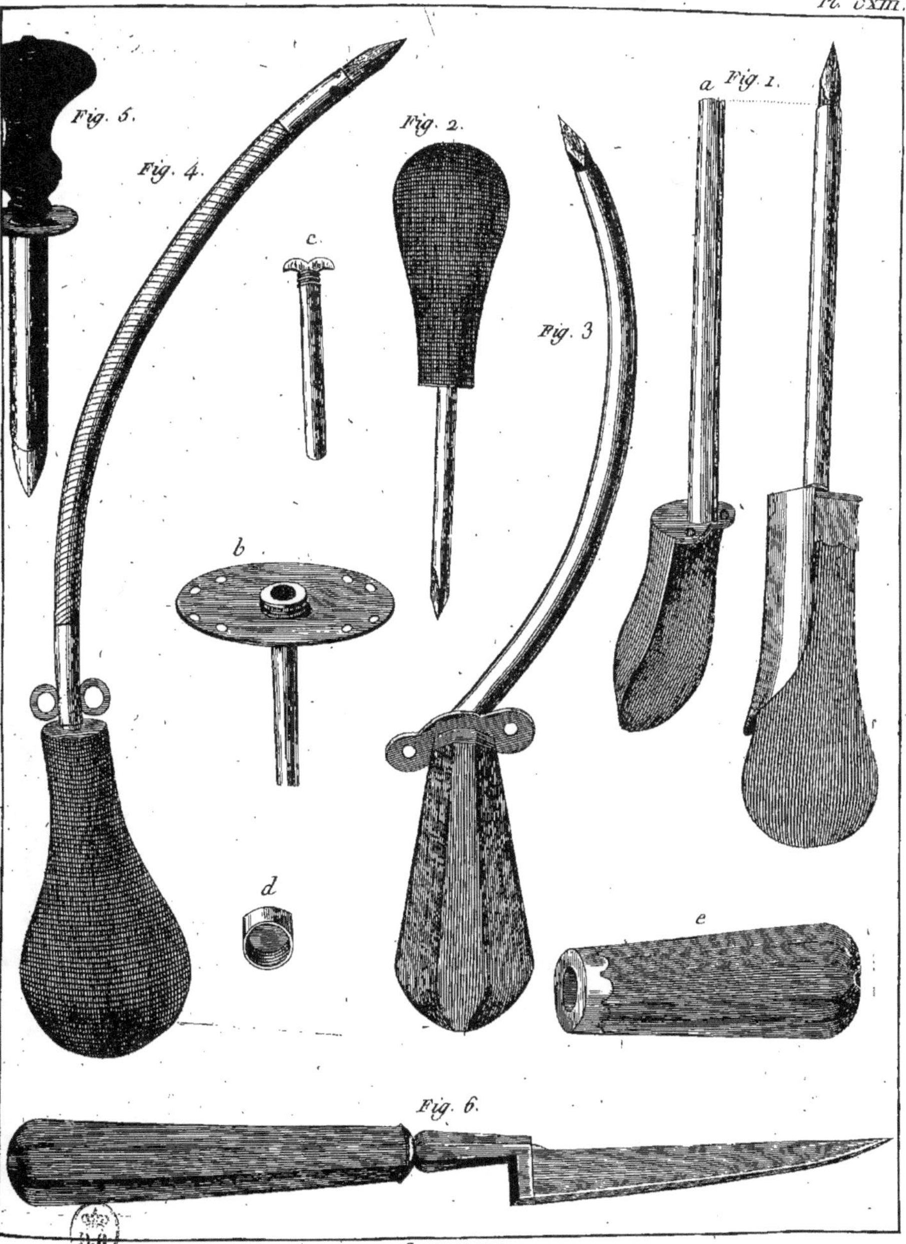

CHIRURGIE

www.ingramcontent.com/pod-product-compliance
Lightning Source LLC
LaVergne TN
LVHW010056060726
842523LV00021B/346